見やすい・すぐわかる 図解 大安心シリーズ

ササッとわかる

「境界性パーソナリティ障害」

精神科医・医学博士
岡田尊司

はじめに

いつも空虚感や死にたい願望を抱え、自分を傷つけたり、せっかくの努力を台無しにしてしまうような行動に苦しむ人が増えています。そうした人では、気分が不安定なだけでなく、対人関係もとかく不安定になりがちで、周囲も振り回されることが少なくありません。こうした特徴をもった境界性パーソナリティ障害が、すっかり身近な問題となり、大人や若者だけでなく、中学生や小学生にまで広がっています。

その浸透ぶりはすさまじく、広く知られたデータとしては、有病率1〜2%と言われていましたが、欧米の最新の調査では、5・9%の成人が該当し、11歳の児童でも、3・2%にも上るといいます。診断基準を完全には満たさないものの、そうした傾向を抱えている人まで含めると、若い世代の何割かに達するでしょう。境界性パーソナリティ障害と結びつきやすい依存症、摂食障害、うつ、不安障害もまた急増しています。これら一群の症候群は、実は同じ根っこから派生しているので、相伴って増えるのは必然的なことなのです。

その根っことは、人と人とがつながる絆の根幹である愛着が不安定になっているということです。境界性パーソナリティ障害は、その人だけの問題というよりも、親子の関係に始まり、愛する者を結ぶ「絆の障害」なのです。ところが、一般の精神医学は、そうした点についても十分理解しないまま、バラバラな対症療法を施すだけで、ますます事態を悪化させることが多かったのです。

近年、ようやくこの領域においても目覚ましい進展がみられるようになり、治療についても、有効性の高い方法が確立されてきています。本書では、そうした日進月歩の状況を先取りする形で、境界性パーソナリティ障害の最新の理解と治療について、エッセンスをお伝えしたいと思います。そして何よりも、一人の臨床家として実際に境界性パーソナリティ障害の人の回復に立ち会う中で、実感として鍵になる点を念入りに述べました。コンサイスな一冊ですが、これまで出版されたどの本にもない重要なエッセンスが凝縮できたと思っています。身近な人の理解や対処にも、またご自身の抱える困難の理解や克服にも、何かのヒントやきっかけとなることを願っています。

2012年9月

岡田《おかだ》尊司《たかし》

ササッとわかる
「境界性パーソナリティ障害」目次

CONTENTS

第2章

境界性パーソナリティ障害の人を支えるために

CONTENTS

第3章 境界性パーソナリティ障害は回復する

第1章

どうして境界性パーソナリティ障害になってしまったのか

生きるという当たり前のこと、それが当たり前でなくなった状態が境界性パーソナリティ障害です。なぜ大切なはずの身体や命さえも、粗末に扱わずにはいられないのでしょうか。

そもそも「境界性パーソナリティ障害」とは何ですか?

境界性パーソナリティ障害（ＢＰＤ）は、見捨てられることへの過敏さ、情緒不安定と自分を損なう行動を特徴とする状態です。

「境界性パーソナリティ障害」（ＢＰＤ）は、見捨てられることへの過敏さ、情緒や対人関係の不安定さ、自傷行為や自殺企図、自己破壊的行動への耽溺《たんでき》など、自分を損なう行為にのめり込むことを特徴とする状態です。その根底には、強い自己否定感や人間不信と結びついた愛情飢餓があります。ＷＨＯ（世界保健機関）の診断カテゴリーでは、「情緒不安定性パーソナリティ障害」という名称が用いられています。「境界性」（ボーダーライン）とは、精神病と神経症の境界という意味です。生きることに積極的な意味や自分という存在が確かに感じられず、死にたい、いなくなりたいという気持ちが心のどこかに巣食っています。それが、うまくいかないことがあると急に強まって、すべてを終わりにしたい気持ちになってしまうのです。リストカットやオーバードーズ（大量服薬）を繰り返したり、対人トラブルやドタキャンが多かったり、別人のように突然怒りだしたりといったことがよくみられます。

境界性パーソナリティ障害とは

境界性パーソナリティ障害とは?

=BPD：Borderline Personality Disorder

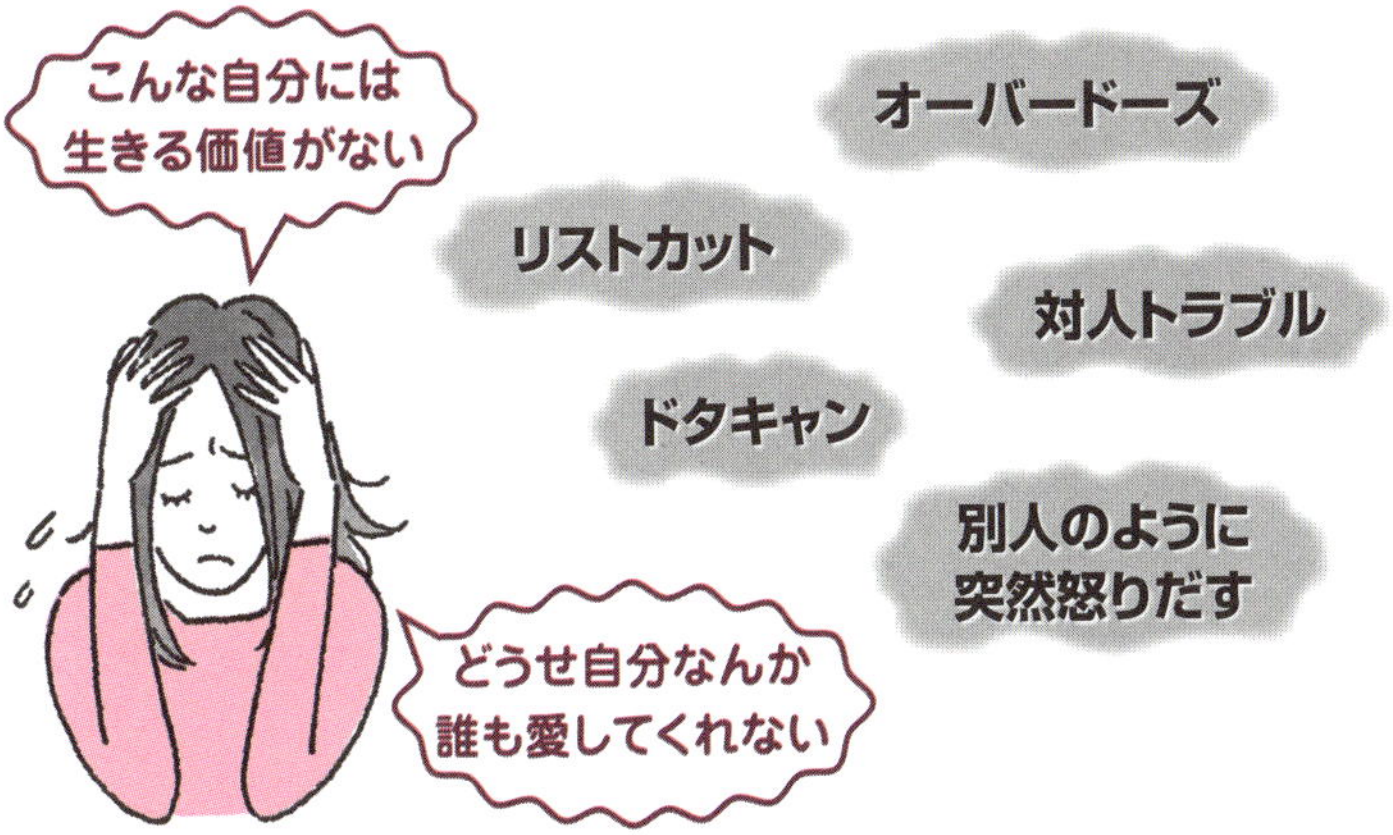
こんな自分には
生きる価値がない
オーバードーズ
リストカット
対人トラブル
ドタキャン
別人のように
突然怒りだす
どうせ自分なんか
誰も愛してくれない

見捨てられることへの過敏さ

情緒や対人関係の不安定さ

自傷や自殺企図、薬物乱用など自分を損なう行為

その根底には……

強い自己否定と他者不信がある

ケースでみる境界性パーソナリティ障害①

良い子で優等生だったというケースが少なくないBPD。そうしたケースで起こりがちなのは、小さい頃、甘え損なったという状況です。

○豹変《ひょうへん》した元優等生の女性

A子さんは、母親が働いていたため、昼間は祖母が面倒をみてくれました。小さい頃は気難しいところがありましたが、幼稚園に通う頃になるとしっかりしてきて、甘えん坊でやんちゃだった弟と比べると、あまり手がかかりませんでした。

小中学校と成績は優秀で、特に目立った問題もなく、両親は安心しきっていました。弟が学校で何かと問題を起こし、両親の関心はそちらに奪われがちでした。現役で有名大学に合格し、そこの生活にもうまく馴染んだかにみえました。大学2年生のときには、1年先輩の彼氏ができ、深い関係になりました。妊娠していることがわかったA子さんが、彼に打ち明けると、就職を控えていた彼は狼狽《ろうばい》し、結局中絶することになりました。

その後も付き合いは続いていましたが、彼が就職して働き始めるとすれ違いがちになります。その頃からA子さんは次第に不安定になり、夜中に「すぐ来て」と彼を呼びつけたり、「死にたい」というメールを送りつけるようになったのです。

最初は責任を感じてA子さんを支えようとしていた彼氏も、次第に重荷に感じるようになり、ある日とうとう「もう付き合いきれない。別れたい」と言いました。A子さんが、大量の薬物を飲んで自殺しようとしたのは、その直後のことでした。命は取り留めましたが、結局、彼との関係は破綻《はたん》。彼にストーカーのようにまとわりつこうとするA子さんを、両親は必死に宥《なだ》めて、何とか別れさせたのでした。

しかし、それからA子さんの矛先《ほこさき》は、親、ことに母親の方に向かい始めます。小さい頃から寂しい思いばかりさせられていたこと、成績だけをみて、何も問題がないと思っていたこと、自分の気持ちのことなど少しも気にかけてくれなかったことなどを言い立てて、ぐちぐちと責め続けるようになったのです。かと思うと、自傷をしたり自殺しようとしたりを繰り返しました。

ケースでみる境界性パーソナリティ障害②

ＢＰＤのケースで、もう一つ多いのは、幼い頃から家庭環境が不安定で、その子の安心や安全が守られていなかったという状況です。

○心に深い傷を負った少女

Ｂ菜さんの両親は、Ｂ菜さんが1歳になって間もなく別れました。母親は生活のために、Ｂ菜さんを祖母に預けて働いていましたが、生活が苦しい上に、祖母から文句ばかり言われるのが母親には苦になっていました。Ｂ菜さんが3歳のとき、旅館の仲居の仕事をみつけて、住み込みで働くようになりました。しかし、まだ若かった母親には、何かと誘惑も多く、酔っぱらって帰ってきたり、ときには一晩中帰ってこないこともありました。そんなとき、幼いＢ菜さんは母親がもう帰ってこないのではないかという不安な思いにおびえ、泣きながら寝ていたといいます。Ｂ菜さんが小学校に通い始めると職場の近くにアパートを借り、その頃には、母親の彼氏がときどきやってくるようになっていました。父親というものを知らないB菜さんは、「おじさん」が来ると何となく嬉しくて、おじさんもB菜さんを可愛がって、食べ物やお金をくれるので、よく懐いていました。

ところが、小学校5年生のとき、思いがけないことが起きます。B菜さんは、おじさんから性的虐待を受けたのです。母親は出勤していて留守でした。それから、母親のいないときを狙ったようにやってきて、同じことが繰り返されました。母親が異変に気付き、一悶着の末、おじさんはもう来なくなりましたが、B菜さんの心には深い傷が残ったままでした。

中学に上がった頃から、読書好きで内気だったB菜さんは、別人のように行動が派手になり、万引きをしたり、夜遊びをしたりするようになり、母親に対しても反抗的になりました。ケータイサイトで援助交際の相手をみつけて、自分から年上の男性と会うようになっていました。その一方で、気分が沈んだり、イライラして、自傷行為を繰り返すようになったのです。意識が飛んで、自分が知らない人と話をしていたり、突然、知らない場所にいたりすることもありました。覚醒剤に手を染めるのに時間はかかりませんでした。

ケースでみる境界性パーソナリティ障害③

ＢＰＤの人の人生によくみられる状況は、小さい頃、親と離別した体験です。その傷が青年期にもう一度疼《うず》きだすのです。

○居場所のない青年

Ｃ夫さんの両親は、Ｃ夫さんが小学校2年生のときに別れました。それまでも、両親の関係はぎくしゃくして、よくケンカをしていました。いよいよ母親が出て行くというとき、母親は幼い弟だけを抱いて、「お母さんは、2人も育てられんから、あんたはお父さんと暮らしなさい」と、言い渡されたといいます。追いすがろうとしたけれど止められて、表に駆けだしたときには、車が走り去った後でした。それから、父親や祖母との暮らしが始まりましたが、まるで太陽がなくなったような、暗い毎日でした。

その後、よく面倒をみてくれた祖母が亡くなり、小学校5年生のときには、父親が再婚します。最初は優しかった継母も、実子ができると、手のひらを返したように冷たくなり、父親もC夫さんの非ばかりなじるようになりました。継母との関係はぎくしゃくし、その頃から、近所の仲間と夜遊びをしたりシンナーを吸ったりするようになりました。中学1年生の2学期から、学校にも行かなくなり、父親から叱られると、手首を傷つけたり、自分で首を絞めたりするようになりました。その頃から、事情を知った実母が心配し、C夫さんとたまに会うようになっていました。C夫さんはずっと母親との暮らしを望んでいたため、結局、父親が生活費の一部を負担して、母親のところで暮らすことになりました。母親との暮らしは、あの日、別れてからずっと夢にみたことでした。

しかし、実際に一緒に暮らすようになると、何とも言えない苛立ちを覚えるようになったのです。ことに、弟と母親が親しげに話しているときなど、無性に激しい怒りが込み上げてくるのです。いつしか母親や弟に対して、手を上げるようになっていました。そうしてしまってから、後で落ち込み、母親に泣いて謝るのですが、また些細《ささい》なことで自分だけがのけ者にされているような思いに駆られると、怒りが抑えられないのです。そんな中で、彼は家を飛び出して、そこで自暴自棄な事件を起こしてしまったのです。

「境界性パーソナリティ障害」チェックシート

過去1年くらいの状態を振り返って、当てはまるものに○、当てはまらないものに×、どちらともいえないものに△をつけてください。

□ ❶ 大切な人に見捨てられるのではと不安になって、必死にしがみつき、そうさせまいと相手を困らせたことがある。

□ ❷ 相手を理想的な人だと思ったり、ひどく幻滅したりの落差が激しい方だ。

□ ❸ 自分が本当はどんな人間なのか、わからなくなることがある。

□ ❹ 衝動的に危険なことや良くないことをやってしまうことがある。

□ ❺ 自殺しようとしたり、そうすると言って周囲を困らせたことがある。

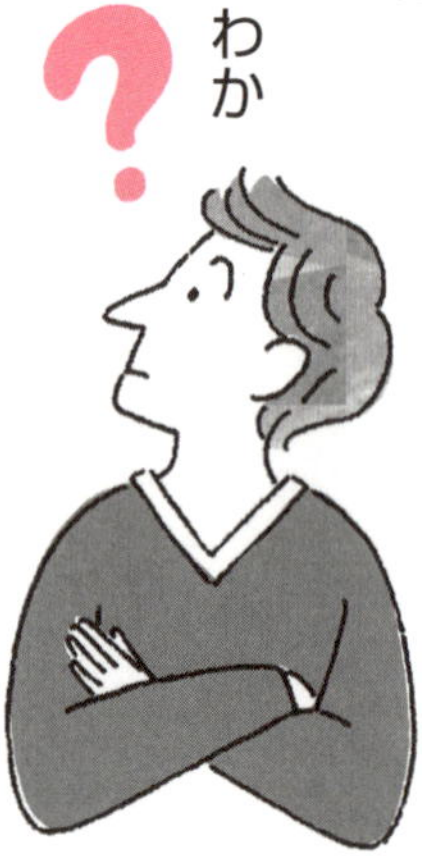

□ ❻ 一日のうちでも気分が両極端に変わることがある。

□ ❼ いつも心のどこかに空虚な感じがある。

□ ❽ 些細なことでも、思い通りにならないと激しい怒りにとらわれることがある。

□ ❾ 被害妄想にとらわれることや記憶が飛ぶことがある。

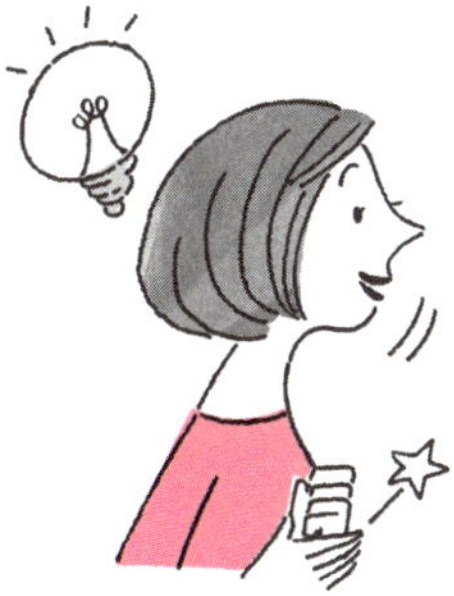

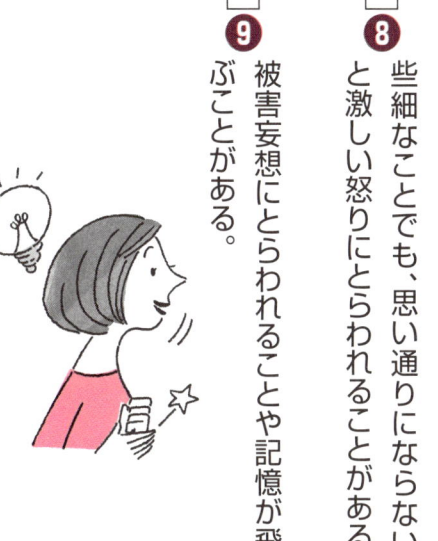

判定：○印に該当するものが、9項目のうち5項目以上で、社会生活や日常生活に大きな支障が生じている場合には、境界性パーソナリティ障害の可能性があります。正確な診断には精神科専門医の診察が必要です

（『パーソナリティ障害』（PHP新書）所収
「パーソナリティ自己診断シート」より、一部改変）

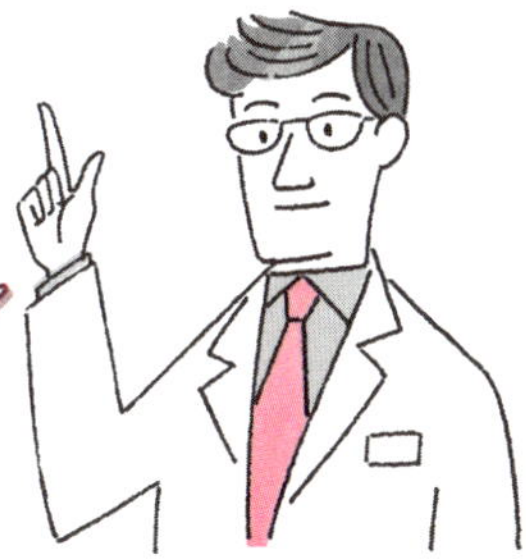

見捨てられる不安から相手にしがみついてしまう

BPDの人は見捨てられ不安が強いため、何でもない行動まで拒否や拒絶と受け取ってしまい過剰反応しやすいのです。

境界性パーソナリティ障害に特徴的な症状の一つは、自分が見捨てられるのではないかという不安が強いことです。拒否されるとか否定されるといったことに対しても、自分が見捨てられるのではないかという不安な気持ちに駆られます。そして、しがみつこうとして、何とか自分に関心を惹こうとしたり、否が応でも放っておけないようにする行動に出ることもあります。その典型的な行動が、自傷行為や「自殺する」といった脅しです。それでも、思い通りにならないと、今度は怒りや攻撃を向けることもあります。しかも、見捨てられたというのは、その人の思い込みであることもしばしばです。見捨てられることに極度に敏感なため、本当は何でもないことも、見捨てられるサインと受け取ってしまうのです。たとえば、電話に出なかったとか、メールの返事が遅いというだけで、嫌われていると結論づけてしまうのです。強い見捨てられ不安は、BPDの人が見捨てられ体験で傷ついたことに原因があります。

見捨てられる不安から過剰反応を起こしてしまう

BPDの人は見捨てられ不安が強い

↓

些細なことが拒否、拒絶に思えてしまう

BPDの人は拒否や拒絶に対して見捨てられ不安を強く感じるため、何とか相手の関心を惹こうと両極端な過剰反応を起こしやすい

依存、うつ、不安

しがみつき行動

パニック発作
体調の不良
自傷行為
自殺企図

怒り、攻撃

困らせ行動

暴言、暴力
嫌がらせ
ストーキング
衝動的犯罪

ポイント　見捨てられるのではないかという不安の背景には、幼い頃の見捨てられ体験や、愛情・安心不足がある

気分や対人関係が両極端に変動する

BPDの人は気分でも対人関係でも両極端になりやすく、サイコーとサイアクが一瞬のうちに裏返ってしまいます。

境界性パーソナリティ障害のもう一つの特徴は、気分や対人関係が両極端に変動しやすいことです。サイコーと感じる状態にいたはずなのに、些細なことがきっかけで、サイアクの状態に急降下してしまいます。対人関係においても、理想化しているかと思うと、ちょっと幻滅を味わっただけで、もうサイテーの人になってしまうのです。こうした両極端な変動の根底には、すべてが良いかすべてが悪いかという二分法的認知があります。二分法的認知の強い人では、物事を「全」か「無」かで考えてしまい、中間がなく、完璧な状態かまったくダメな状態のどちらかしかないのです。

二分法的認知は、小さい頃から親の期待通りの「良い子」しか認められず、ありのままの自分では受け入れられなかった結果だと考えられています。最近の研究では、幼い頃、母性的愛情が不足すると、愛情ホルモン・オキシトシンの分泌が低下し、それが潔癖な性格の原因となる可能性も示されています。

気分や対人関係が両極端に変動する

二分法的認知とは？

「全」か「無」かの思考で、「すべて良い」100点の状態か、「すべて悪い」0点の状態しかない

物事がうまくいっているときは……

うまくいかないことや期待外れなことがあると……

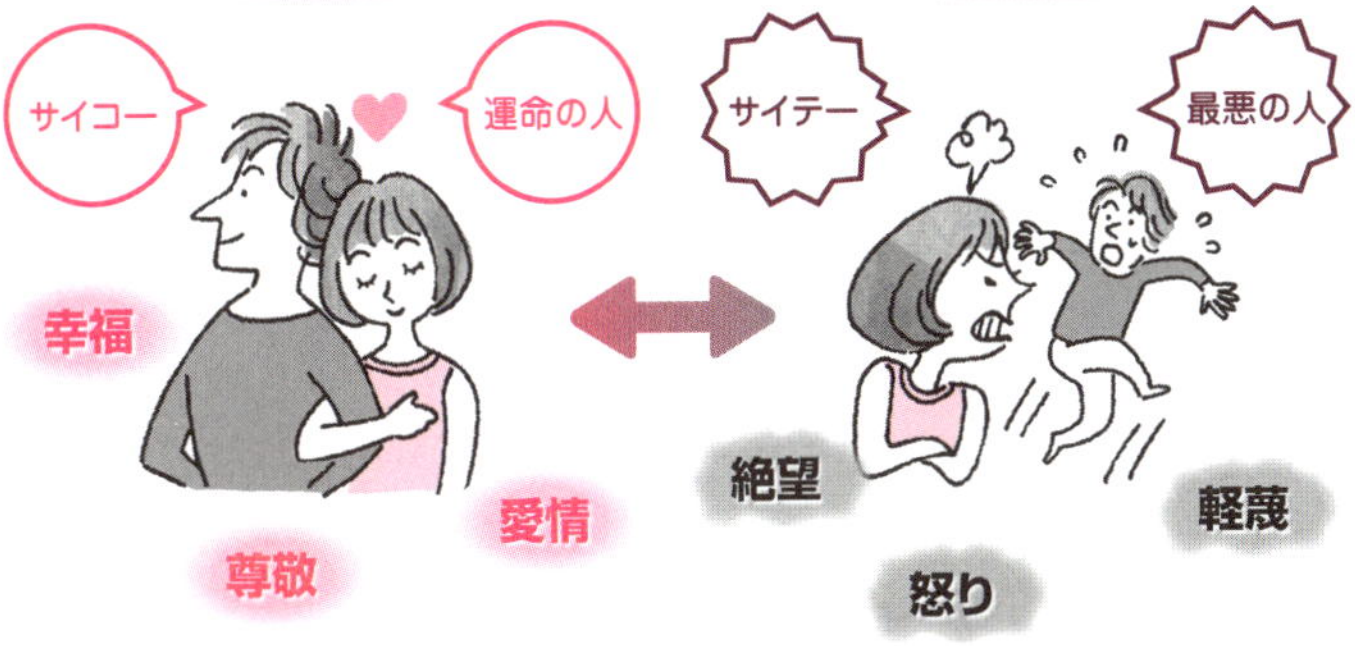
サイコー
運命の人
幸福
尊敬
愛情
サイテー
最悪の人
絶望
怒り
軽蔑

中間がなく一気に反転

気分も対人関係も両極端にブレる

ポイント 親の期待通りの「良い子」しか認められず、ありのままの自分が受け入れられなかったことが背景にあると考えられる。こういった場合、母親も同様に「全」か「無」かの思考であることが多い

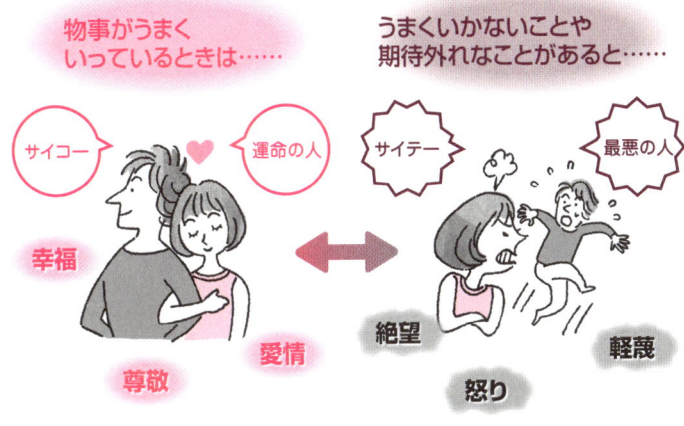

自傷行為や自殺企図を繰り返す

BPDの人は自傷行為や自殺企図で自分を直接傷つけるだけでなく、わざわざ自分をダメにしてしまうような行為にのめり込みやすい。

境界性パーソナリティ障害のもう一つの重要な症状は、自傷行為や自殺企図を繰り返すことです。そのきっかけは、周囲の人には些細なことにしか思えないこともしばしばですが、先に述べた見捨てられ不安と二分法的認知が原因となっていることが多いのです。つまり、相手の反応から見捨てられたと受け止めた場合や、思い描いていた「期待」や「理想」が一気に崩れてしまった場合です。自傷行為や自殺企図によって直接自分を損なうだけでなく、間接的に自分を損なう行為もみられます。薬物やアルコールへの耽溺《たんでき》、幸せになれない相手との恋愛沙汰、刹那《せつな》的な興奮や解放を求めて、見境のないセックスや万引きなどに走ることもあります。物事がうまくいきかけたとき、すべてをフイにするようなことをしてしまいます。わざわざ自分をダメにしてしまうのです。その根底には、幼い頃から刷り込まれた「自分は愛される価値がないので、どうせ見捨てられてしまう」という強い自己否定があります。

根底には強い自己否定と罪悪感がある

自己破壊的行動を繰り返す

- **自傷行為、自殺企図**
  - ・リストカット、大量服薬が多い
- **間接的に自己を損なう行為にのめり込む**
  - ・薬物乱用、大量飲酒、ギャンブル依存
  - ・不倫、見境のないセックス、売春
  - ・万引き、非行、自分や親の名誉を傷つける行為

自己破壊的行動は罪悪感を麻痺させ、一時的な気分の高揚をもたらす

しかし、結局は傷を癒すどころか、
傷口を広げることに……

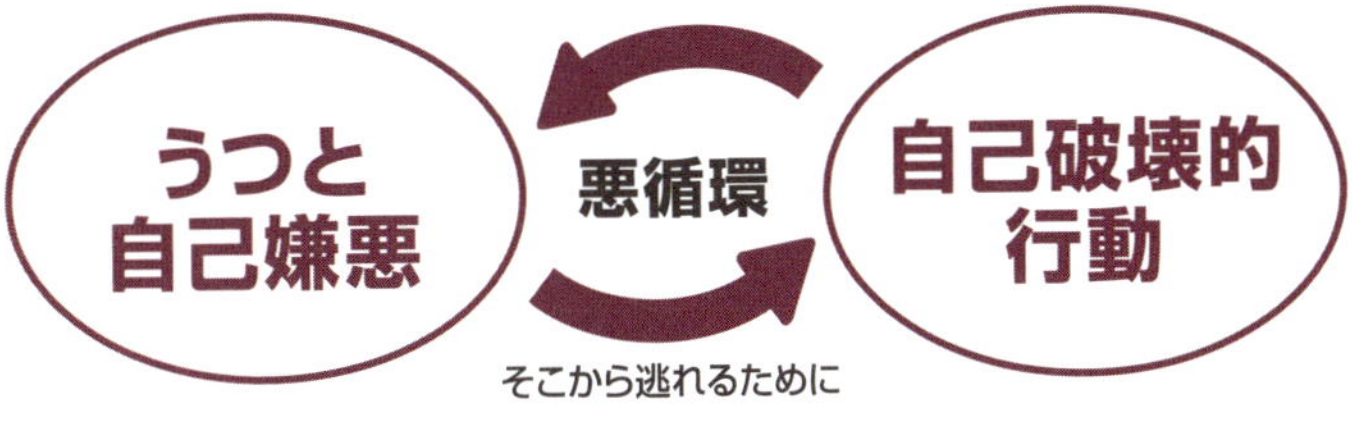
うつと
自己嫌悪
悪循環
自己破壊的
行動
そこから逃れるために

根底には「自分は生きる価値がない」という深い自己否定や罪悪感がある

空虚感や自分への違和感がある

生きるという当たり前のことに喜びや満足よりも、虚しさや違和感を覚えてしまう。自分には生きる意味も価値もないと考えてしまいます。

一見しただけでは気付きにくいのですが、境界性パーソナリティ障害の症状として、とても特徴的な症状は、慢性的な空虚感や自分に対する違和感に苦しんでいることです。幸福で健康な人は、自分が自分であることに何の疑問もなく、日々の生活に喜びややりがいを見出せるものです。しかし、BPDの人は、何をやっていても、一番幸福なはずのときでさえも、何か満たされない空虚な感じを抱いてしまうのです。自分が自分であるということがしっくりせず、何か演技しているような感じをもったり、自分が人とは違うと感じたり、生きる意味がないように思えてしまうのです。こうした感覚は、基本的安心感と呼ばれるものが欠如している結果です。基本的安心感は、幼いうちに母親らとの関わりの中で育《はぐく》まれますが、そのとき、十分な安心感や喜び、自己肯定感を味わえずに過ごすと、生きることは喜びよりも、不安や苦痛ばかりが大きいものとして、その人の脳に刷り込まれてしまうのです。

基本的安心感、自己肯定感が欠如している

本来、人は自分や世界を信じ、生きることに希望や喜びを感じることができる。それは基本的安心感が備わっているから

基本的安心感 ＝ **無条件に自分や世界を信じること**

しかし…

不安定で不安が強い幼児期

↓

生きることは喜びよりも不安や苦痛や虚しさに満ちている

↓

自分や世界を信じることができない

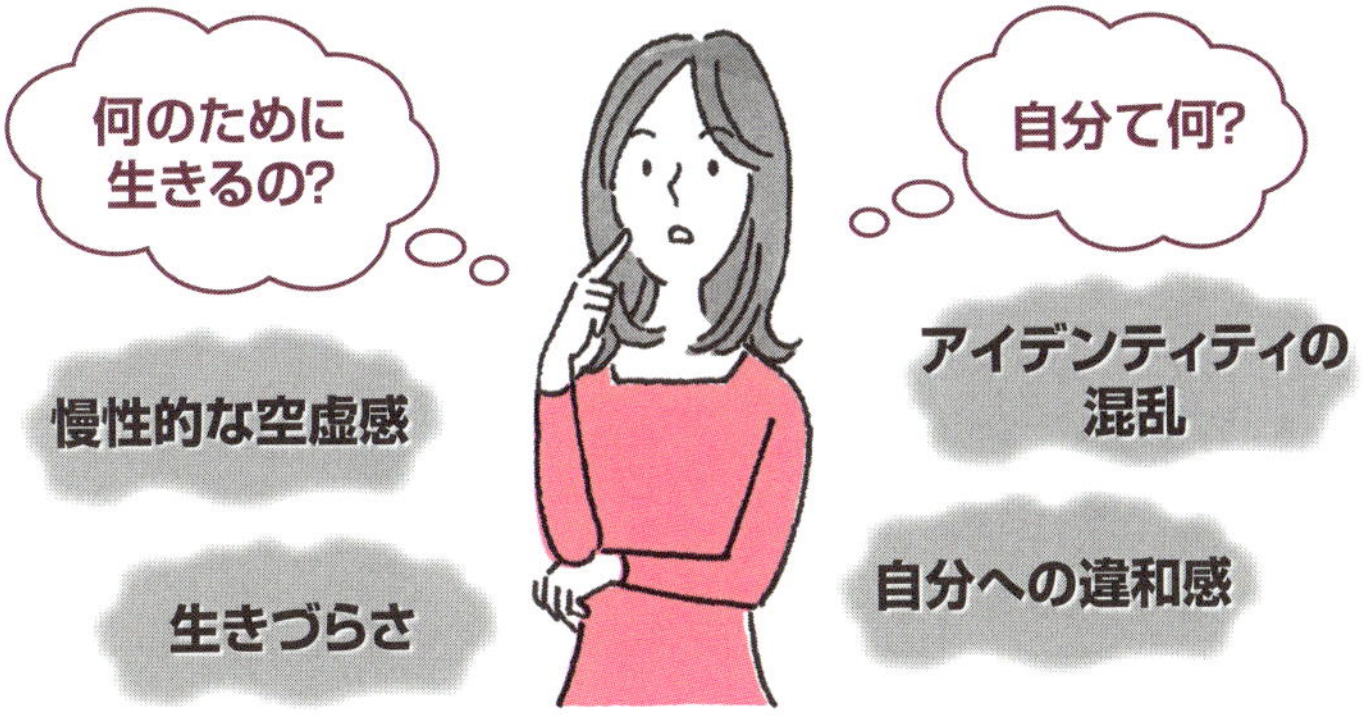
何のために生きるの?
自分て何?
慢性的な空虚感
アイデンティティの混乱
生きづらさ
自分への違和感

解離や精神病のような症状も

ときには幻聴や被害妄想のような精神病に似た症状、記憶や意識の混乱がみられ、精神病と勘違いされることも。でも、一過性で回復します。

境界性パーソナリティ障害のもう一つの特徴は、その名前の由来とも関係しています。境界性が、神経症と精神病の「境界」を意味するように、ときには、精神病に似た状態を呈することがあるのです。幻聴や被害妄想のような精神病に似た症状や、激しい興奮や無言・無反応の状態、意識や記憶が不連続になる解離症状がみられることもあります。症状が激しいことも多く、かつては、統合失調症と間違われて診断されるケースも少なくありませんでした。ただ、統合失調症などの精神病と決定的に違う点は、症状が一過性で治まり、きれいに回復することです。意識や記憶の混乱は、性的虐待などの心的外傷を伴ったケースで見られやすく、解離症状を伴うケースでは、治療が難航しやすいと言えます。その一方で、解離症状があっても、社会でどうにか暮らしているケースも少なくなく、状況や時期によって、症状や社会適応が大きく変化するのも、ＢＰＤの特徴です。それは、回復する力があることを示しています。

ときに一過性の精神病のような症状が出る

境界性(ボーダーライン)とは

「神経症」と「精神病」の「境界」という意味。「神経症」だと思って治療していたら、段々と悪化して「精神病」のような状態になったことからそう呼ばれるようになった。かつては、「統合失調症」と誤診されることも少なくなかった

※神経症＝抑圧された心理的葛藤によって起きる不安や抑うつ、解離などを示す状態

BPDでみられる精神病に似た症状

幻聴
悪口や噂話が聞こえてくる

昏迷
無言・無反応な状態になる

被害妄想
周囲の行動や出来事をすべて悪い方に解釈し、自分をいじめていると思い込む

慢性化せずに一過性で回復するのがBPDの特徴

他にも、記憶や意識が脱落し、知らない間に思いがけない行動をとってしまう「解離症状」がみられることもある。虐待や心的外傷を伴ったケースで多くみられ、治療が難航しがち

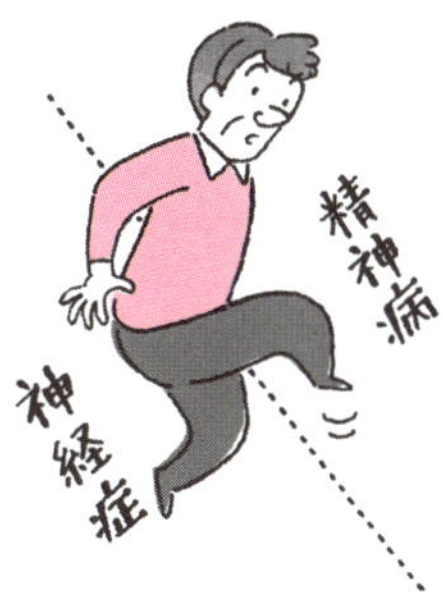

親に対して強いこだわりがある

診断基準にはありませんが、広く共通してみられる重要な特徴として、親に対する強いこだわりを引きずっている点が挙げられます。

境界性パーソナリティ障害の大部分の人に共通してみられることは、親に対して強いこだわりがあるということです。それは、ＢＰＤの原因に、養育要因の関与が大きいことが由来しています。こだわり方は、否定的なこだわり方が多いのですが、そうとばかりは限りません。親のことを恨んでいる、考えただけで冷静でいられなくなるといった否定的な感情にとらわれる人が多い一方で、中には親のことを理想化していたり、頭が上がらないということもあります。母親はとても頑張って自分を育ててくれたので、母親の言うことには逆らえない、何も本音は言えないというケースもあります。どちらのケースも自傷行為や自分を損なう行為に走ってしまうのです。間接的な形で、母親に思いを伝えようとしている面もありますが、同時に自分は母親から認めてもらえないダメな子だという思いを抱えています。親を理想化する分、自分が否定されてしまうのです。両方の心理がみられることも少なくありません。

養育要因も大きく関係する

BPDの人の大部分が

親に対する強いこだわり をもつ

＝

養育要因の関与が大きい ことに由来

こだわり方にも2通りある

①否定的な感情が強いタイプ

・親のことを考えただけで複雑でイヤな気分になる

↑ **見捨てられた体験、否定された体験の傷を引きずる**

②理想化が強いタイプ

・親を実際よりも素晴らしい存在だとみなす

↑ **つらい体験に蓋をして考えないことでバランスをとる**

→ **バランスがとりきれなくなると急に不安定に**

両方のタイプが並存することもある

遺伝要因は半分以下

ＢＰＤの原因に占める遺伝要因の割合は４～５割です。つまり半分以上が養育要因などの環境要因によります。

境界性パーソナリティ障害の原因は何なのでしょうか。双生児研究という方法により求められた遺伝要因の関与は４～5割です。双生児研究では、遺伝要因が高めに見積もられやすいといわれるので、もっと低い可能性もあります。逆に言えば、半分以上が養育などの環境要因ということです。

実際、一卵性双生児でさえも、一人がＢＰＤでも、もう一人はそうでないことの方が多いのです。ましてや、別々に育てられた場合は、育った環境次第だと言えます。それは言い方を変えれば、親からもらった遺伝子よりも、親からどんなふうに育てられたかによる影響の方が大きいということです。親のせいばかりではありません。社会の仕組みが変わることで、子育ての仕方も変わるからです。'80年代以降、ＢＰＤが急増しているとすれば、その世代が生まれた頃から始まった社会環境の変化も関係していると考えられます。

環境による要因が大きい

遺伝要因 ＝ 4～5割

ある研究によると……

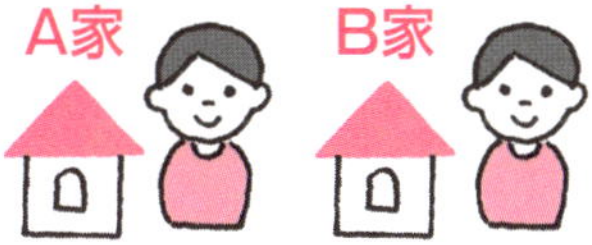

別の親に育てられた一卵性双生児7組のうち、2人ともにBPDがみられたのはゼロ組

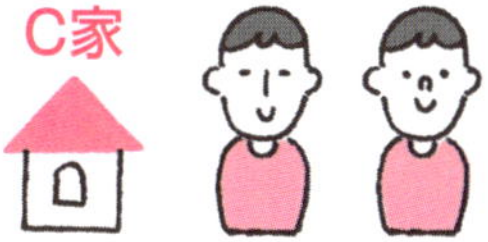

同じ親に育てられた二卵性双生児18組のうち、2人ともにBPDがみられたのは2組

この研究から推定される遺伝要因の関与はゼロ

環境要因 ＝ 5～6割

養育環境

・虐待
・幼い頃の離別
・支配的、否定的養育
・不安定な親

養育以外の環境要因

・心的外傷体験
（性暴力、犯罪被害、いじめ、別離、不本意な中絶など）
・挫折体験

ポイント 遺伝要因は研究によって0～7割と幅があるが、最近の研究での平均値は4割

境界性パーソナリティ障害を作り出す「不認証環境」

ＢＰＤは、遺伝要因よりも養育要因によるところが大きく、特に、あるがままの姿を肯定されずに育った影響が大きいとされます。

境界性パーソナリティ障害は、養育要因の関与が大きいと考えられています。そのことは、ＢＰＤの人が親に対して強いこだわりをもっていることとも関係しているでしょう。表面的には、親を理想化したり感謝を示しているケースでさえも、心の奥底には、自分のことは愛してくれない、認めてくれない、見捨てられたといった否定的な思いが巣食っているものです。ＢＰＤの治療家として世界的に知られるマーシャ・リネハンは、ＢＰＤを作り出す養育環境を「不認証環境」と呼んでいます。認証とは、あるがままの姿を肯定的に受け止めるという意味です。不認証はその逆で、あるがままの姿では受け止められず、否定されるということです。親から否定的な扱いを受けることはもちろん、親の基準や理想やルールに従っているときだけ、褒められ、賞賛され、愛されるということも、不認証環境に子どもを置くことなのです。どんなときもあなたの一番の味方よ、という姿勢こそが、ＢＰＤを防ぐことになります。

不認証環境がBPDを生む

不認証環境とは

BPD治療に革命を起こしたマーシャ・リネハンによれば、あるがままの存在に価値を認めるのではなく、親の期待に応えたときだけに価値が認められる環境

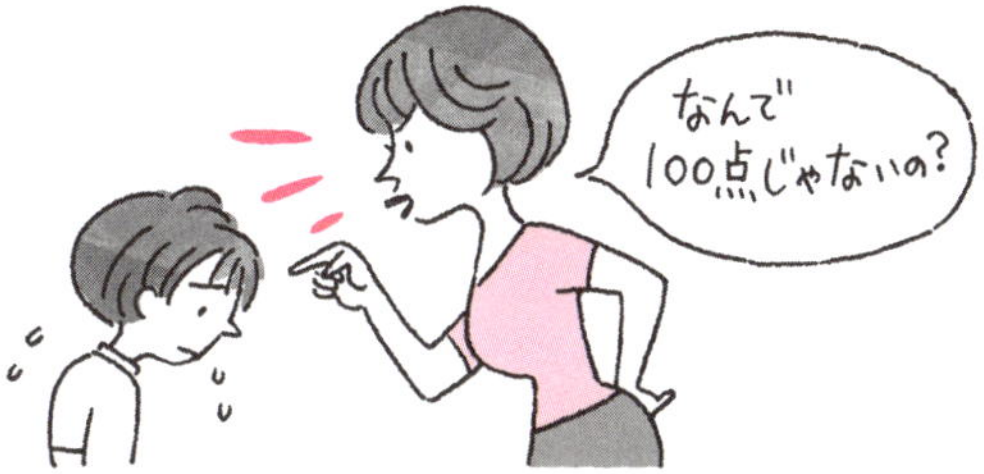

<もっとも有害なケース>

……虐待や否定的養育態度

<「良い親」にも起きやすいケース>

……親の期待や基準を押し付け、いつの間にか支配する

→ 子どもは親に認められようとして頑張る

→ 頑張っても結果が出なくなったとき「もう認めてもらえない」と、自分を支えられなくなる

無条件の愛情を本人が実感していることが本人を守る!

親との絆が損なわれる「愛着障害」と関係が深い

ＢＰＤの根っこには、幼い頃に親との間で安定した愛着が築かれなかったことによる不安定な愛着があると考えられます。

親に対してとらわれをもつということは、言い方を変えると、愛着障害を抱えているということです。愛着とは、養育者と子どもの間に結ばれる安心と信頼の絆で、１歳半頃までに原型ができあがります。その後も、周囲との関わりによって変動しながら、その人独自の愛着スタイルができあがっていきます。最初は母親との関係において築かれ、それが基礎となって、他の人との愛着も発展していくので、母親との愛着が安定しているかどうかが、非常に重要です。愛着障害とは、親との絆が損なわれ、不安定になった状態です。重度のものは「反応性愛着障害」と呼ばれ、頻度は低いのですが、中軽度のものは、不安定型愛着といい、3分の1程度の人にみられます。愛着が不安定な母親に育てられると、子どもも不安定な愛着を示しやすいのです。境界性パーソナリティ障害の人は、ほとんど例外なく不安定な愛着スタイルを示し、また、幼い頃に愛着障害だった人は、ＢＰＤにもなりやすいのです。

根底には不安定な愛着スタイルがある

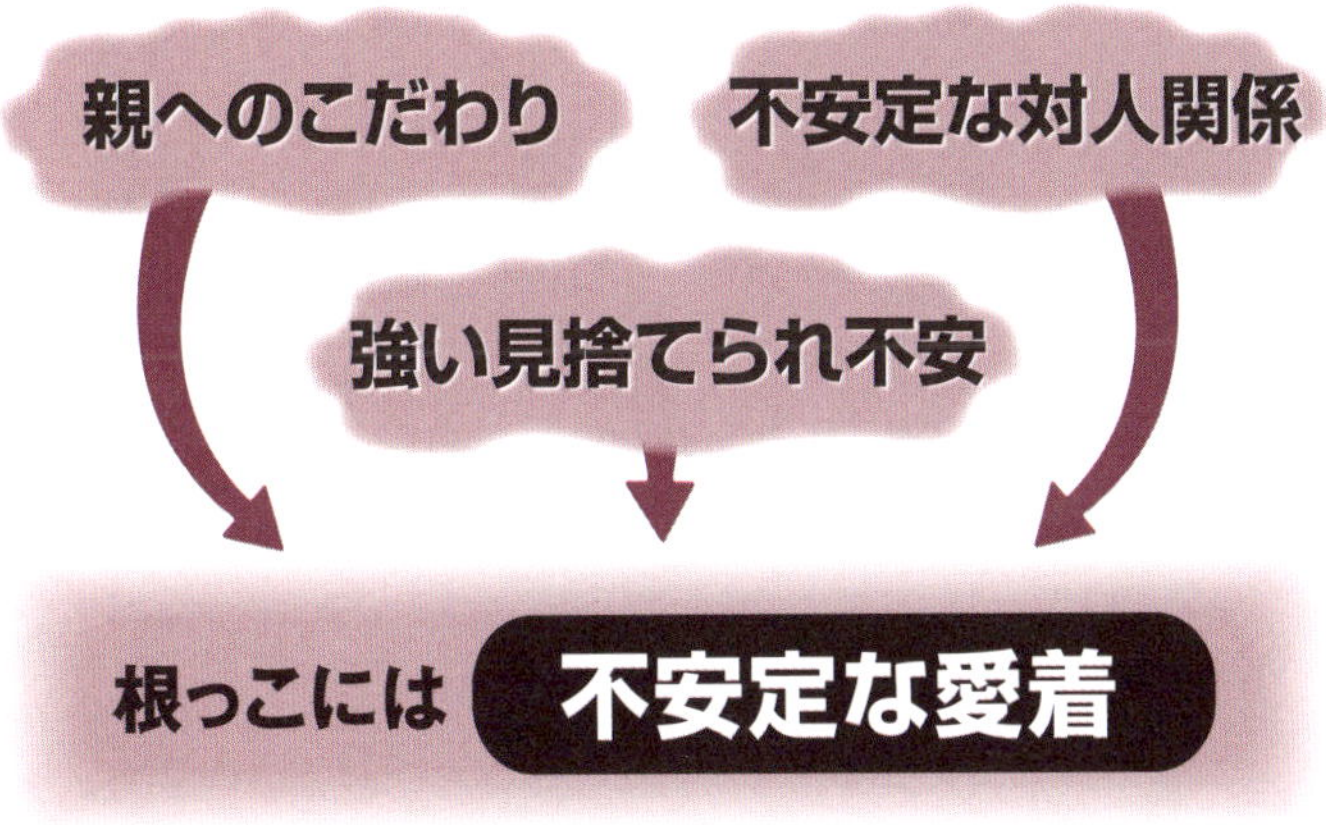
親へのこだわり
不安定な対人関係
強い見捨てられ不安
根っこには
不安定な愛着

愛着とは……

乳幼児期に母親などの養育者との間で育まれる安心の絆。愛着パターンは恒常性をもち、7割の人で大人になっても同じ傾向が認められる。BPDの人はほとんど例外なく不安定な愛着スタイルを示す

不安定な愛着スタイルになりやすい要因

- 親の不在、ネグレクト（育児放棄）
- 不特定多数の人が関わる
- 虐待、非共感的養育
- 親の愛着スタイル
- 本人の遺伝子タイプ
（養育の影響を受けやすい子と受けにくい子がいる）

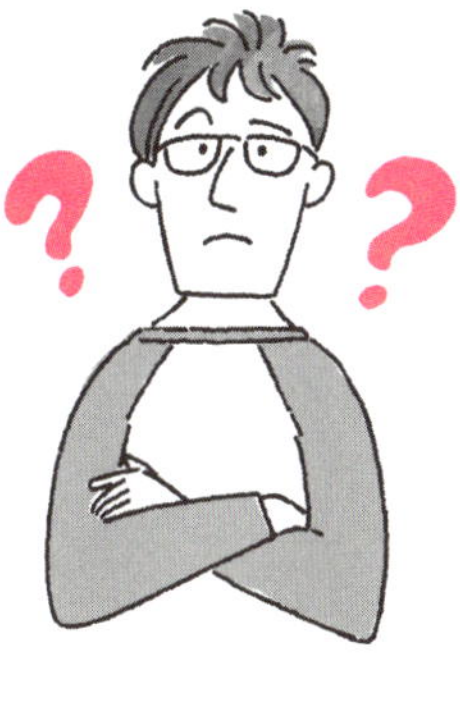

BPDの愛着スタイルは、とらわれ型が75%、未解決型が89%で、どちらの愛着スタイルも、BPDのリスクを高めます。

「とらわれ型」「未解決型」愛着スタイルの人が多い

境界性パーソナリティ障害の人の愛着スタイルを調べた研究によると、75%がネガティブな感情に支配されやすい「とらわれ型」、89%が心の傷を引きずる「未解決型」の愛着スタイルを示したということです。さらに、別の研究によると「とらわれ型」と「未解決型」の両方の愛着スタイルがみられる人は、ほぼ全員がBPDの診断基準に該当したのです。「とらわれ型」は、不安が強く、人に頼らないと自分を支えられないのに、頼っている人に対して、手厳しく、あら探しばかりしてしまうといった点が特徴です。素直に甘えられない傾向が、1歳半の時点でみられていることが少なくありません。愛情不足と過干渉が混在しているような場合に起こりやすいタイプです。「未解決型」は、親との離別や見捨てられ体験、虐待など、心が傷つく体験をして、それを生々しく引きずり続けているタイプで、傷ついた出来事を思い出すと、いまも冷静さを失ったり混乱してしまうのが特徴です。

BPDの人がもつ愛着スタイル

不安定な愛着スタイル

とらわれ型（不安型）
BPDの75%

未解決型（混乱型）
BPDの89%

両方を併せもつ人はほぼ全員がBPD

とらわれ型

親に対して否定的な感情を引きずっている。見捨てられ不安が強く、人に頼っているのにその人に対しても批判的になりやすい

未解決型

別離や悲しい体験の傷が癒えておらず、そのことを思い出すと不安定になる。子どもの混乱型に相当

未解決型の傷は、記憶にあり自覚できるものであり、とらわれ型の傷は記憶にあるよりも以前のものであると言える。傷が二重になると、BPDになるリスクが高まる

ＡＤＨＤだった人も少なくないのは、なぜ？

ＢＰＤには、子どもの頃、多動で不注意なＡＤＨＤだった人が少なくありません。不安定で非共感的な養育がどちらの原因にもなるためと考えられます。

最近、注目されているのは、境界性パーソナリティ障害の人に、子どもの頃、ＡＤＨＤ（注意欠陥／多動性障害）だった人が少なくないということです。該当するのは全体の３分の１程度と考えられます。ただ、ＢＰＤと診断された時点で、ＡＤＨＤにも該当する人は１割程度とされます。

ＡＤＨＤの人では、新奇性探究と呼ばれる新しいものに対する強い好奇心、衝動性とともに、注意や興味が移ろいやすい傾向がみられます。ＡＤＨＤは、生まれついた気質に、不安定で非共感的な養育が加わったときに症状が強まりやすいと考えられています。不安定で非共感的な養育は、ＢＰＤの発症要因でもあります。つまり、ＡＤＨＤとＢＰＤは、養育要因が重なるため、新奇性探究や、不安が強く気分が変動しやすい気質をもつ人では、子どもの頃まずＡＤＨＤを発症し、成長して思春期・青年期になると、ＢＰＤを発症すると考えられます。

BPDの人の1/3に子どもの頃ADHDがあった

ADHD
（注意欠陥／多動性障害）
新奇性探究（新しいものに好奇心が強く、飽きっぽい気質）が強い遺伝的傾向

遺伝要因

BPD
（境界性パーソナリティ障害）
不安が強く過敏な気質
気分が変動しやすい気質

＋　＋

非共感的で支配的な養育　**共通！**

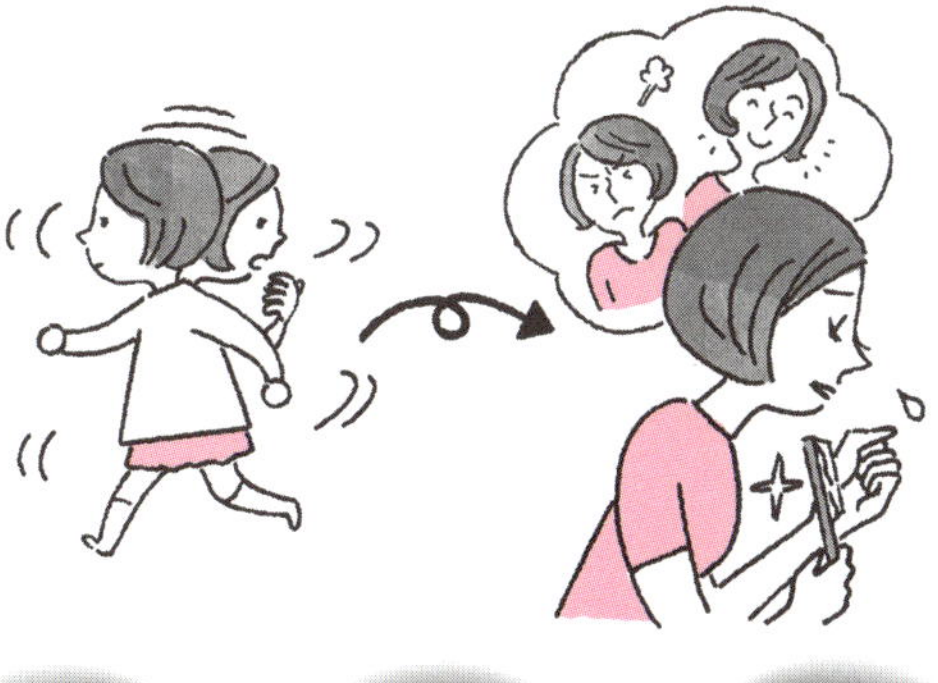

養育要因や遺伝要因の一部も重なるため合併しやすいと考えられる

見直される父親の役割の重要性

母子関係ばかりが重視されますが、逆から見れば父親の存在感が稀薄になったということ。BPDに果たす父親の役割が見直されています。

精神分析でも愛着理論でも、欧米社会を基準に発展してきたため、母子関係を非常に重視する傾向があります。しかし、日本を含めた欧米以外の社会では、もともと母親の役割はもっと限られたもので、むしろ父親とのつながりが大きな役割を果たしていました。インドのようなアジアの国でも、中南米のプエルトリコなどでも、その傾向がみられます。また、伝統的社会では、親以外の存在も重要な役割を果たしてきました。ただ、核家族化やサラリーマン家庭の増加とともに、父親の存在感が稀《き》薄《はく》化し、母親との結びつきが異常なまでに強まりやすいことは否めないでしょう。母親の役割が強まるということは、言い換えれば、父親との結びつきが弱まるということです。実際、境界性パーソナリティ障害の人では、父親に見捨てられていたり、一緒に暮らしていても、父親の存在感が稀薄な傾向がみられます。父親との絆が不安定になっていることも、BPDの重要な要因だと考えられます。

父母の存在感のバランスが大切

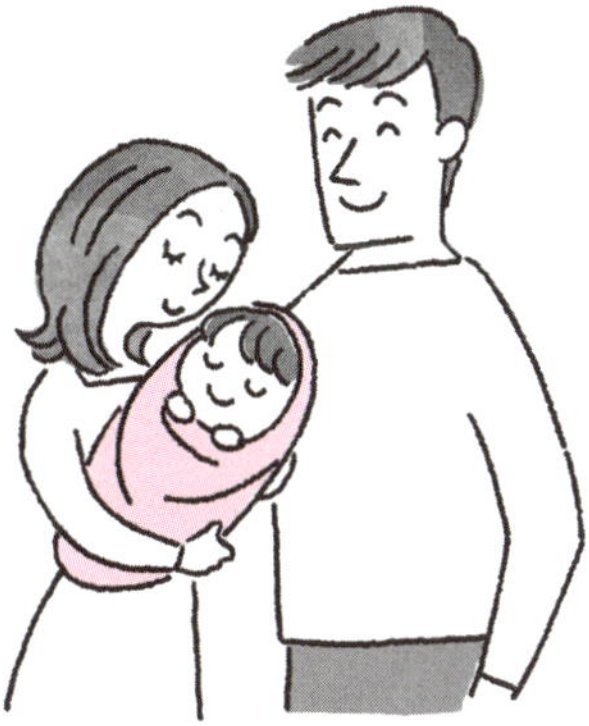

欧米では母子の絆が重視される

しかし

東洋などの伝統的社会では父親との絆の方が強かった

父親の存在感の稀薄化や父親の関わり方にBPDの要因があるという研究も

父親の存在感の稀薄化＝母親の過剰な関わり

→ **「父親の権威」**（家庭の枠組み機能）の低下

ダメと叱れる父親が減っている

→ 情動や行動のコントロールの低下

→ **母親が父親的役割も肩代わり**

→ 母性に欠け管理的な母親 ▶ 不安定な愛着

→ 母子密着、過保護 ▶ 母子分離の失敗

ポイント 父親の存在が稀薄で関わりが乏しすぎても父親が横暴で支配的すぎてもBPDのリスクを高める

いま、境界性パーソナリティ障害が急増している？

ＢＰＤはさまざまなデータから急増が示唆されています。アメリカの最新の調査では、5.9%という驚くべき有病率が報告されています。

境界性パーソナリティ障害の症例報告がアメリカで増え始めたのは、１９５０年代後半のことです。日本では20年ほど遅れて、'70年代から少しずつ臨床報告されるようになり、'80年代以降増加が目立つようになりました。その状況はこの20年ほどさらに加速していると言えるでしょう。アメリカの調査で、有病率は１～２％とされていました。ところが、３万４０００人余りの成人を対象に行われた最新の調査では、５・９％が診断基準に該当するとの結果が得られています。日本では本格的な調査が行われていないため、正確な有病率はわかっていませんが、精神科救急を受診する患者に占めるＢＰＤの割合が高くなり、特に自殺企図で精神科を受診する割合の半数以上を占めるまでになっています。増加とともに目立っているのは低年齢化です。10年ほど前から、リストカットする小学生が増えていますが、最近のイギリスの調査によると、11歳の子どもの３・２％が診断基準に該当したとのことです。

境界性パーソナリティ障害が急増している？

BPDの発見と急増

1938年 ……　アドルフ・スターンが最初に「境界性グループ」を報告する

1953年 ……　ロバート・ナイトが「境界状態」を自我機能の障害として論じる

1950年代 …　「境界例」の報告がアメリカで増え始める

1970年代 …　マスターソン、ガンダーソンらによる治療理論。日本でも「リストカット症候群」として知られ始める

1980年 ……　アメリカ精神医学会の診断基準DSM-Ⅲで、初めて「境界性パーソナリティ障害」が正式に採用される

1990年以降　日本でも急増、低年齢化が加速。アメリカでの有病率は1～2%といわれた

アメリカの最新の調査では成人の5.9%が、イギリスの調査では11歳の子どもの3.2%がBPDの診断基準に該当したという報告がある

日本では……

精神科救急に搬送される自殺企図ケースの56%がBPD！

急増した背景には社会的要因が関与している？

ＢＰＤは社会の近代化とともに増加しました。社会の近代化は、養育環境にとっては破壊的な作用を及ぼすということでしょう。

ＢＰＤの急増した'70年代以降は、産業化と都市化に伴う父親のサラリーマン化、家庭の核家族化、女性の負担増加など社会構造が大きく変化した時期と重なります。それにより、子どもの養育環境も大きく変化しました。母親一人が子どもの養育にたずさわる母子密着か、逆に母親も働きに出て、子どもは保育所などに預けられることで、愛情不足の状況が生じやすくなったのです。いずれも母親にかかる負担は大きくなり、子どもは過剰な支配を受けるか、幼いうちから不安な状況に置かれるかになりました。さらに離婚の増加により、子どもは親との離別による傷を受けるだけでなく、ひとり親や再婚した義理の親との不安定な養育環境で、バランスをとることを余儀なくされました。それでも、多くの子どもは深刻な影響を免れることができました。しかし、遺伝的に過敏で不安が強い場合や、心が傷つく状況が重なった場合には、耐えうる限界を超えてしまいます。そうしたケースが増えることになったのです。

社会環境の変化がBPD急増の背景にある

BPD急増の原因は? → 個別の要因では説明できず、社会的要因が関与

↓

社会の近代化による養育環境の激変

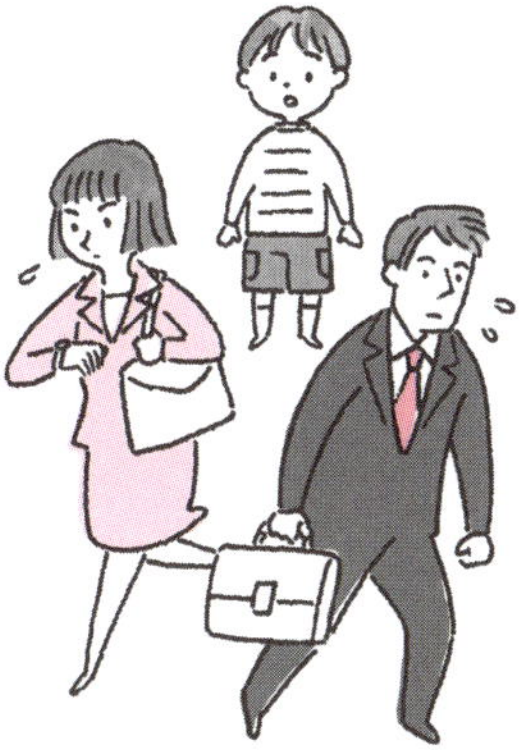

- 産業化、都市化
- 核家族化、小家族化
- 父親のサラリーマン化
- 女性の負担増加
- 離婚、ひとり親家庭の増加

母子密着と過保護　　**預けられる子どもと愛情不足**

↓

過剰な支配　　分離不安　　愛情飢餓

不安定な愛着や不認証環境を生じやすい

↓

BPD急増

境界性パーソナリティ障害の「母親」の「2つのタイプ」

ＢＰＤの養育環境は２つの典型的なタイプに分けられます。不安定で混乱した家庭だけでなく、きちんとした家庭でもＢＰＤが増えています。

境界性パーソナリティ障害の人の母親は、大きく2つのタイプに分かれます。一つは、とてもきっちりしていて、責任感や向上心も強く、実務的な能力は高いのですが、気持ちを汲みとったり、母性的な優しさをみせたりするのが苦手なタイプです。教師、看護師、薬剤師といった専門職で、バリバリ働いてきたという人もよくみられます。「子どもは勉強するのが仕事」という具合に、ルールを守っているかや行動の結果がうまくいっているかどうかだけで物事を考える傾向が強く、気持ちや心のプロセスにはあまり関心がありません。もう一つは、母親自身も不安定なタイプで、子どもがそれに巻き込まれているケースです。傷つきやすく不安定な母親を支えるために、子どもの方がずっと頑張ってきたということも少なくありません。思春期・青年期になったとき、それまで我慢してきたものが爆発するように、一気に崩れてしまうのです。ときには両方の面を抱えている場合もあります。

ときには両方の面を抱えていることも

BPDの人の母親の典型的な2つのタイプ

母性的愛情に欠けるタイプ

きっちりと秩序が保たれ、仕事や責任も頑張って果たしているが、母性的な優しさが不足しがち。子どもは「良い子」「優等生」を常に求められている

↓

過剰な支配、子どもは弱音を吐けない

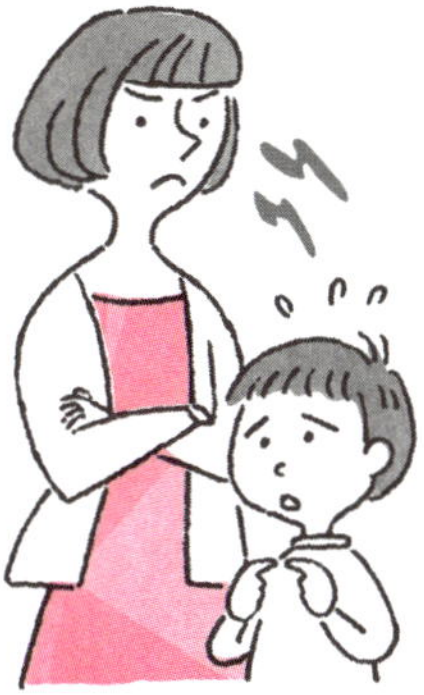

母親自身が不安定なタイプ

母親もうつや不安障害などを抱え、体調や気分が優れず、ネガティブなことを口にしがち。子どもはいつも母親の顔色をうかがいながら育った

↓

母親の不安、気まぐれに巻き込まれている

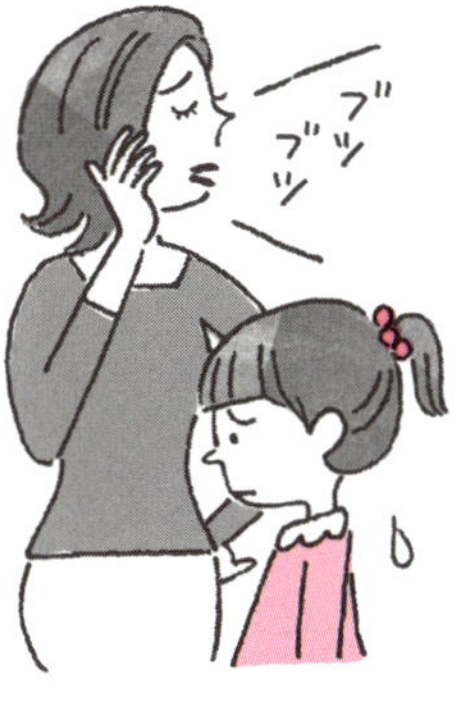

2つのタイプでは不足するものが異なる。同じBPDでも対処の方向は正反対な面も

女性の方が重症なのはホルモンのせい？

女性ホルモンはＢＰＤの症状を強めてしまいます。青年期から成人期前期は女性ホルモンが活発で、不安定になりやすい時期でもあります。

境界性パーソナリティ障害のため通院するなどして治療を受けているケースでみると、女性の方が約４倍多いと言われています。しかし、一般人を対象に調査を行うと、男女比に統計学的な差はなく、男性にも同様の傾向をもった人は、同じくらいいると考えられています。ただ、症状の程度が、女性の方が強く、自殺企図や自傷行為も明らかに女性の方に多くみられます。その原因として考えられるのは、女性ホルモンの影響です。女性ホルモンは、潔癖な傾向や感情的な反応を強める働きがあり、不安やうつを感じやすくする作用があるのです。ことに、女性ホルモンの分泌量が変動すると、気分や体調に影響しやすいのです。そのため女性の方がうつの有病率も、男性よりかなり高くなるのと同じように、ＢＰＤの症状も強まりやすいと考えられます。10代後半から30代前半頃が、もっとも症状が強まりやすいのも、そのためです。逆に言えば、もう少し年齢が上がると、自然に落ち着きやすいということです。

女性の方が重症化しやすい

通院などで治療を受けているケースでは

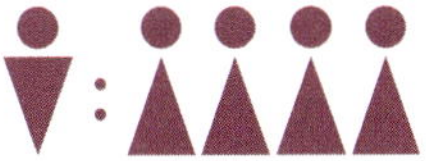

男女比は1:4

しかし、BPD症状のない一般人を対象に調査を行ったところ、潜在的にBPD要件を満たしている割合に男女差はなかった

女性の方が重症化しやすい?

原因は?

女性ホルモン(エストロゲン)は、潔癖さや感情的な反応を強める作用があり、分泌量の変動により不安やうつを感じやすくする作用がある。そのため女性の方がうつ病の有病率が高いのと同様、BPDの症状も強めてしまうと考えられている

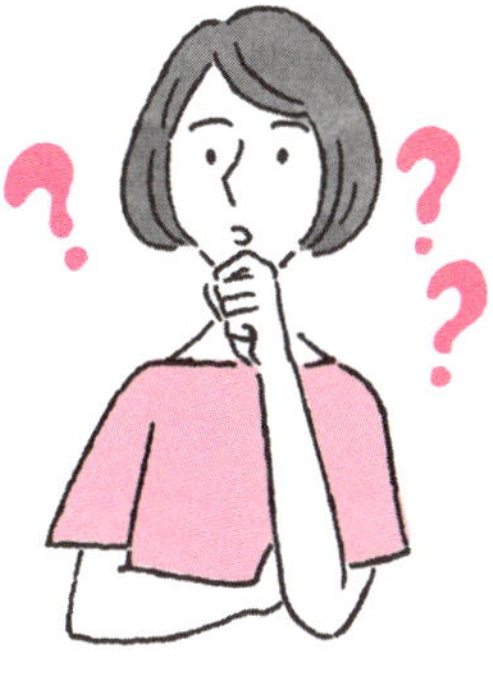

逆に……

女性ホルモンの分泌がピークを過ぎる30代半ば頃からBPDの症状も軽くなる傾向にある

心的外傷、虐待を受けた人にも多い

心的外傷や虐待もＢＰＤの要因となります。ただ、心的外傷が原因というより、傷つきやすい状態にそれが加わることで発症に至るのです。

境界性パーソナリティ障害の発症要因として、もう一つ重要と考えられているのは、その人の安心感や存在価値を根底から打ち砕いてしまうような心の傷（トラウマ）を受ける体験です。親から見捨てられる体験や離別、性暴力や性的虐待、慢性的な精神的・身体的虐待、親の自殺などが要因となりやすいものです。ただ、一度限りのトラウマ体験によって、ＢＰＤになる例は少なく、多くのケースでは、そうした状況が繰り返されていたり、幼い頃に傷つく体験をして〝爆弾〟が埋まった状態になっていて、そこに新たなトラウマが加わり、バランスが保てなくなるという経過が一般的です。実際、一般人口を対象に、トラウマ体験とＢＰＤの関係を調べても、無関係という結果が出ます。同じようにトラウマ体験をしても、多くの人は、ＢＰＤにはならないのですが、幼い頃に傷ついた体験をし、その傷にトラウマが上塗りされると、発症に至ると考えられます。

トラウマ体験も要因となる

トラウマ体験も BPDの 要因になる

- 家族や恋人との離別、死別
- 虐待
- 性暴力被害
- いじめ
- 不本意な中絶
- 学業、仕事の挫折など

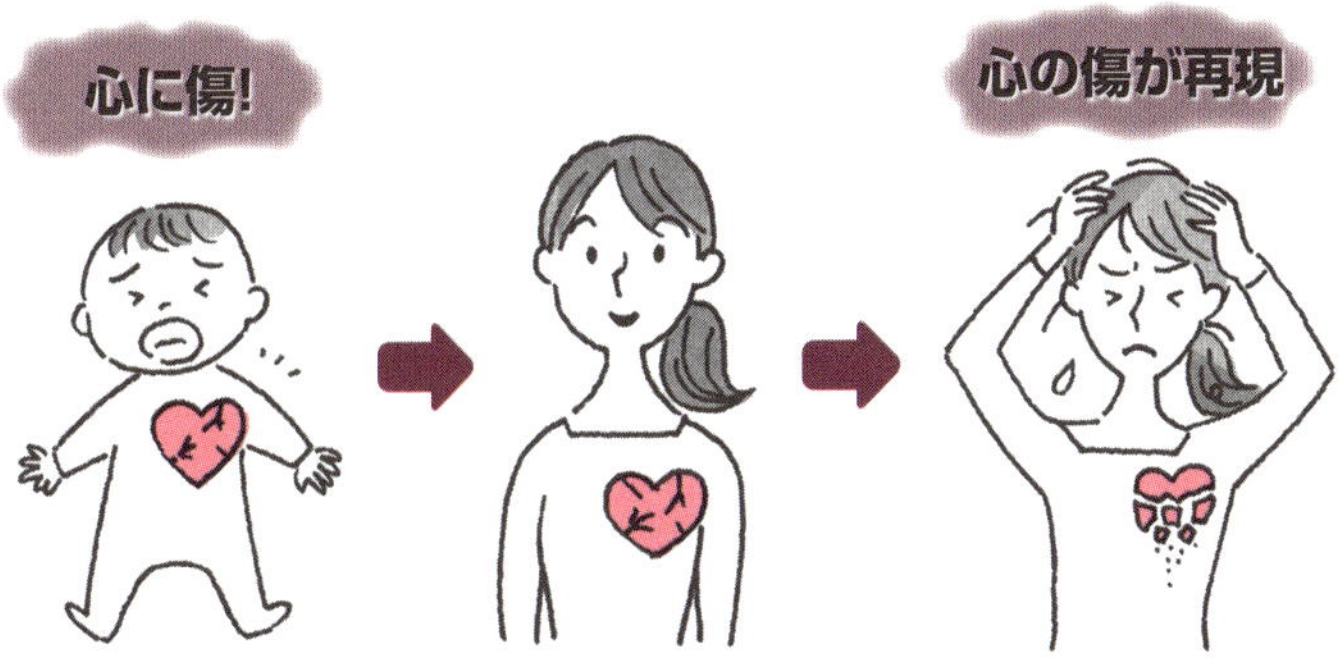

乳幼児期の不安定な環境 → 不安定な愛着 爆弾が埋まった状態 → トラウマ体験

→ **BPD発症!**

ポイント 不安定な愛着+トラウマ体験→BPD発症　というケースが多い

見捨てられ状況が再現すると危険

典型的なケースでは、幼い頃に見捨てられる体験をし、その状況が再現する体験をすることで、どうにか保っていた安定が一気に崩れ去るのです。

境界性パーソナリティ障害の経過をみると、それまで「ふつう」に過ごしていた人が、ある時期から急激に不安定になって、自傷行為や自殺企図を繰り返すようになったというケースが少なくありません。大抵、別れや挫折といったプライドが傷つくような体験がきっかけとなっています。しかし、それは、原因というよりもきっかけにすぎないのです。もっと詳しくたどっていくと、幼い頃に親との離別や見捨てられたと本人が感じる状況があり、はっきりとは自覚しない傷を負っていて、かつての見捨てられ状況と重なることで、これまで築き上げてきた自分という存在が一気にぐらぐらと揺れ始め、別人のように情緒不安定になったという2段階のプロセスで起きているのです。ある意味それまで「ふつう」に過ごしていたのは、傷を抱えながらも、どうにか頑張って心のバランスをとっていたと考えられます。しかし、2度目の衝撃によって、二重に揺れが強まり、自分を支えきれなくなったのです。

見捨てられることに過敏に反応する

幼い頃の見捨てられ体験（記憶・自覚の無い場合も）

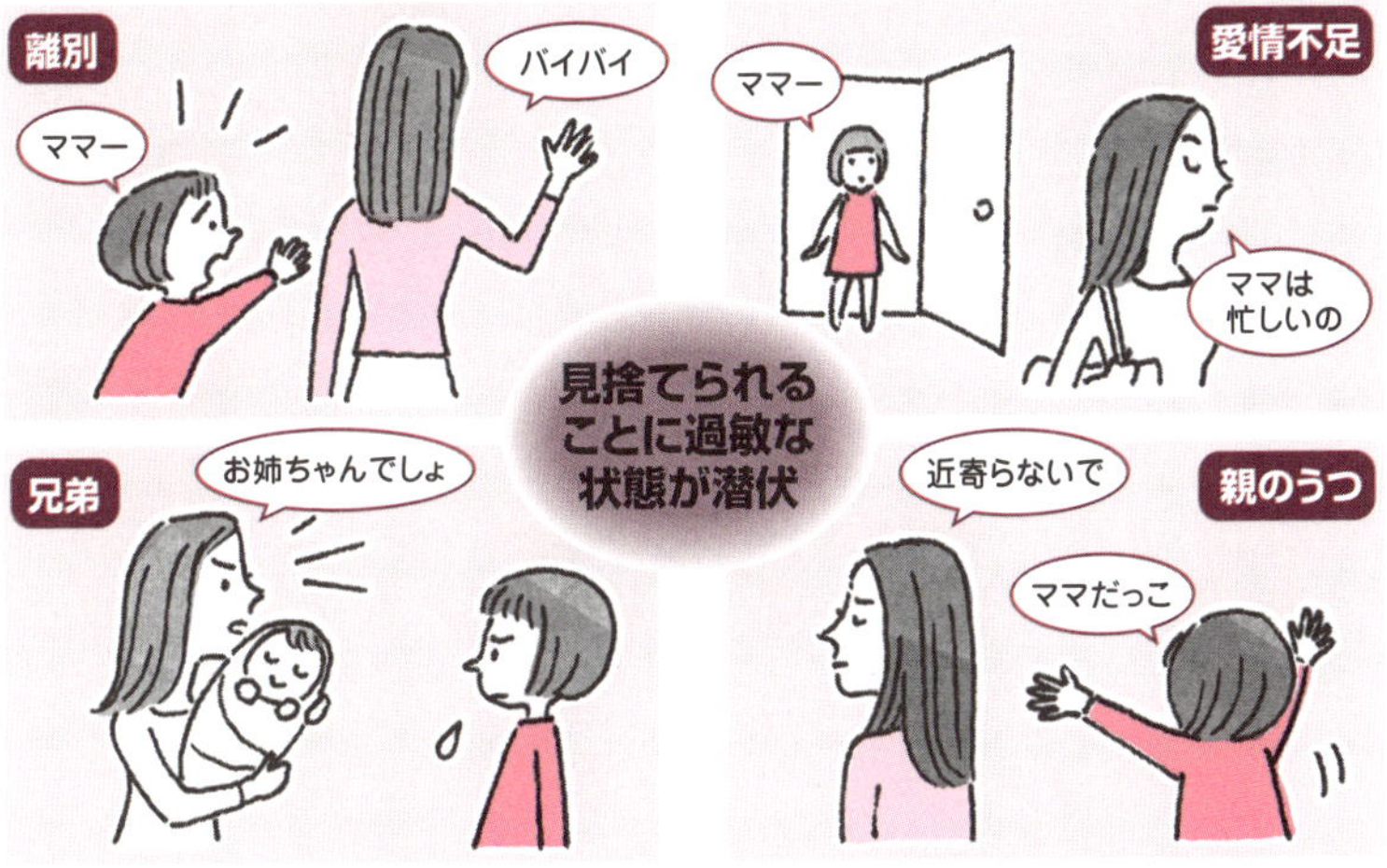
離別
ママー
バイバイ
愛情不足
ママー
ママは
忙しいの
見捨てられる
ことに過敏な
状態が潜伏
兄弟
お姉ちゃんでしょ
親のうつ
近寄らないで
ママだっこ

見捨てられ体験が再現する状況＝発症の引き金

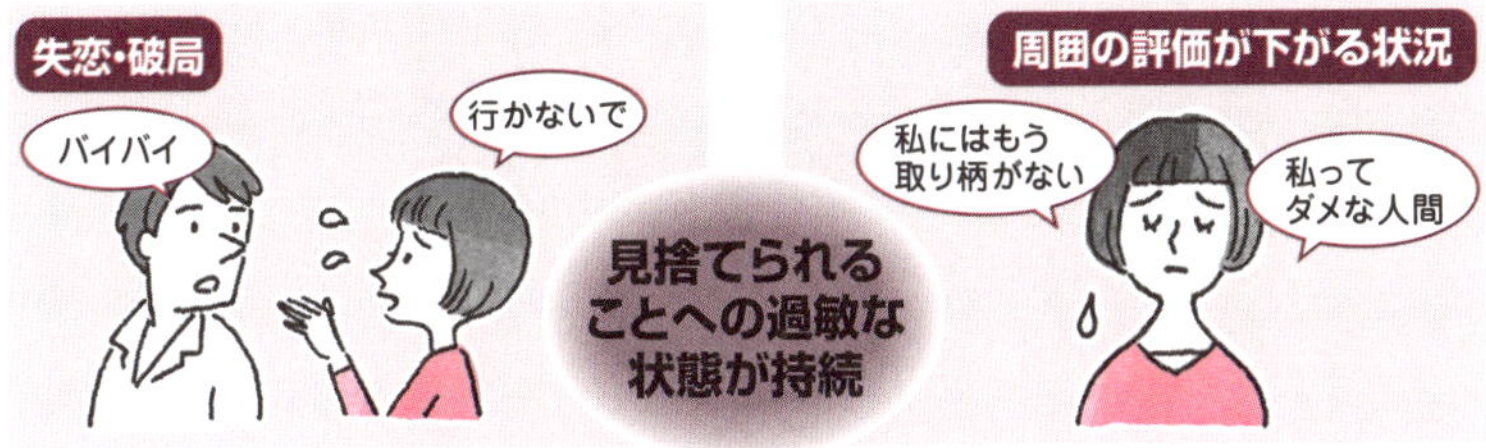
失恋・破局
バイバイ
行かないで
見捨てられる
ことへの過敏な
状態が持続
周囲の評価が下がる状況
私にはもう
取り柄がない
私って
ダメな人間

些細な言葉や何気ない素振り、特に否定的な言葉や拒絶に敏感で、からかいや冗談も本気で受け止めてしまう。見捨てられ不安を刺激する言葉は冗談でも言ってはいけない。見捨てると脅すことも危険

他の精神疾患を併発することも多い

BPDは根底に愛着障害を抱えています。愛着障害は、うつ病、不安障害、依存症、摂食障害、解離性障害などのリスクを増やすので、それらの併発も多い。

境界性パーソナリティ障害の根底には愛着障害があり、深い心の傷を負っている人も少なくないことから、不安定な愛着の人に起きやすい精神疾患が、BPDの人にも起きやすいということになります。代表的なものは、うつ病、不安障害、依存症（薬物、アルコール、対人関係、ギャンブル）、摂食障害（過食症や拒食症）、解離性障害です。うつ病の中でも、一年中、鬱々《うつうつ》と気分が晴れないことが多く、否定的な考えにとらわれることが多いディスチミア（気分変調症）がよくみられます。買い物や見境のないセックスへの依存や過食症は、愛情飢餓を癒す代償行為として行われている面が強いといえます。それと似ていますが、万引きをしたり不倫にのめり込んだりすることもあります。意識や記憶が飛ぶ解離性障害は、性的虐待などの深刻な虐待やレイプ体験などがあるケースによくみられます。また、一過性に幻聴や妄想がみられ、統合失調症と間違われることもありますが、持続せずに回復するのが特徴です。

さまざまな精神疾患の併発

BPDの根底にある愛着障害や、BPDに多くみられる外傷体験は他のさまざまな精神疾患の原因となる

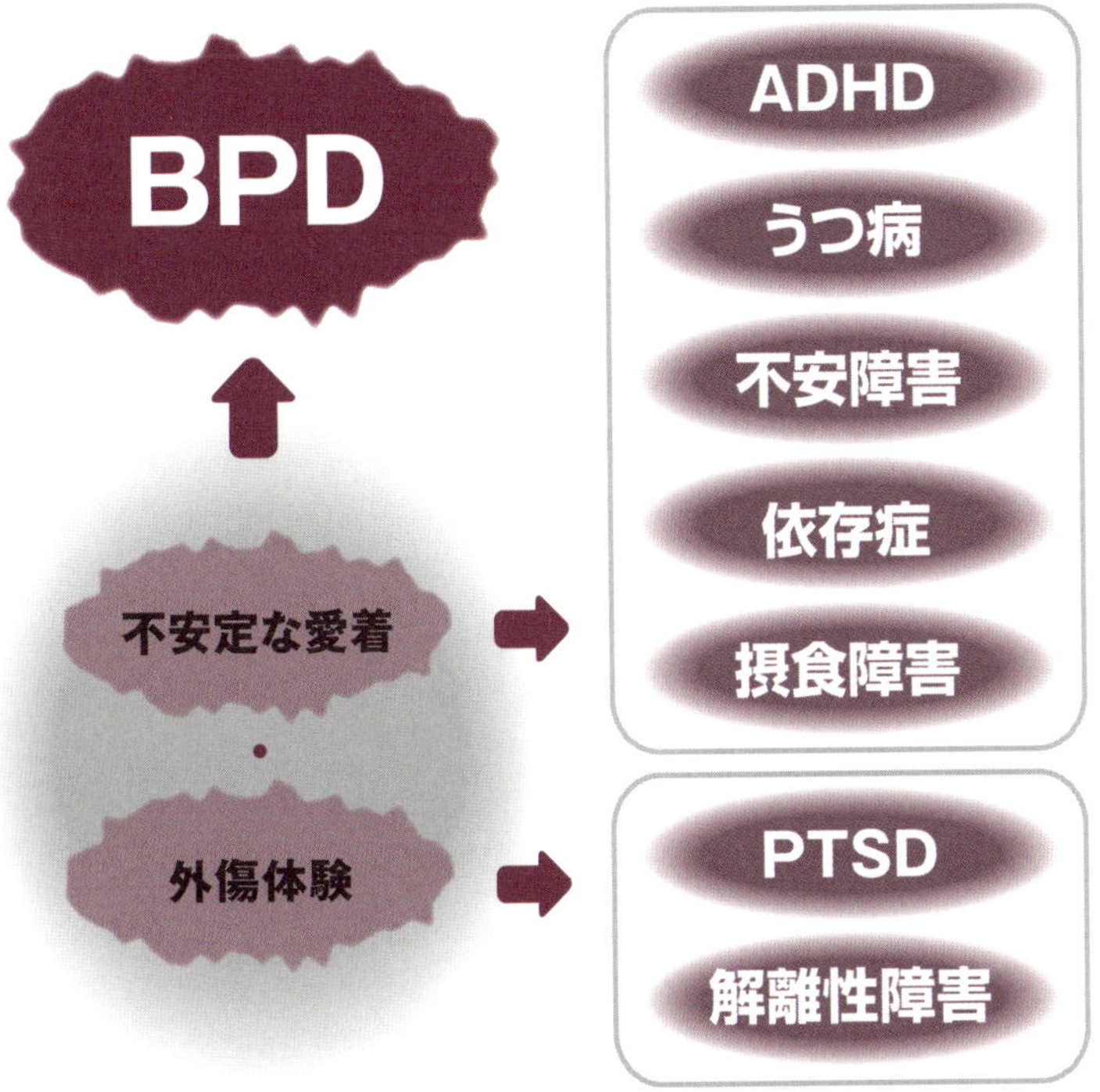

不安定な愛着や外傷体験に関連した精神疾患の併発が多い

コラム

安定した愛着とオキシトシン

近年、オキシトシンというホルモンが注目されています。オキシトシンは、もともと授乳や分娩に関係するホルモンとして知られていました。ところが、'90年代に、愛着や社会性に深い関係があることがわかってきました。たとえば、親子関係の安定や恋人との関係にも、また、人付き合いを好むか、不安を感じやすいかといったことにも、このオキシトシンが関係しています。

実は、幼い時期によく世話をされた子どもでは、このオキシトシンの分泌がよくなり、しかもオキシトシンを感知する受容体の数が増えることで、いっそうオキシトシンの働きが活発になります。その結果、人といることに安心感や信頼感をもちやすく、また愛する人との関係も安定しやすいのです。しかし、不幸にして、幼い頃に愛情や世話を十分受けられないと、オキシトシンの分泌が悪くなるだけでなく受容体の数も増えず、不安を感じやすく、人と安定した関係がもちにくい体質になりやすいのです。

典型的なのは、虐待を受けたケースですが、境界性パーソナリティ障害の人では、それに近い状態が生じていると考えられています。オキシトシンが不足すると、潔癖でこだわりが強くなりやすいのですが、ＢＰＤの人にみられる「全」か「無」かの二分法的認知も、オキシトシンの働きが弱いことと関係があるのです。

第2章

境界性パーソナリティ障害の人を支えるために

ＢＰＤは、本人だけの問題というよりも、人とのつながりの障害だといえます。本人の力だけで回復できる問題ではなく、周囲の支えがあって初めて回復が可能になるのです。

接し方、支え方のポイントは「安全基地」になること

ＢＰＤの根底には不安定な愛着と結びついた自己否定があります。うまく支え、回復を図る鍵は、いつも安定した「安全基地」となることです。

境界性パーソナリティ障害の人が良くなっていく上で、支え手との関係がとても重要です。というのも、ＢＰＤの根底にあるのは、不安定な愛着と結びついた自己否定だからです。愛着という他者との関係性の中でしか、その問題は修復できないのです。親や家族、恋人といった支え手との関係が、主治医やカウンセラーといった専門の支援者との関係と同様に、鍵を握ります。愛着が不安定になりやすい人を支えるわけですから、その人自身が、不安定な愛着スタイルの持ち主である場合には、破綻が起きやすいということです。その場合、本人と関わるときだけは、自分の愛着スタイルを安定したものにする努力が必要になります。

安定した愛着を築く上でのポイントは、本人にとっての「安全基地」となることです。そのためには、①まず安心感を与え、変わらない存在でいること、②共感的に心を汲むこと、③大きな視野でルールや問題解決の道筋を示すことが求められます。

いかに接し、どう支えるか

BPDの人を支えるポイントは……

本人にとっての安全基地になる → **愛着の安定化**

どうせ見捨てられてしまうという思い込みが自己否定と結びついているため、どんなときでも応援してくれる人がいるということが、自己否定の克服につながる

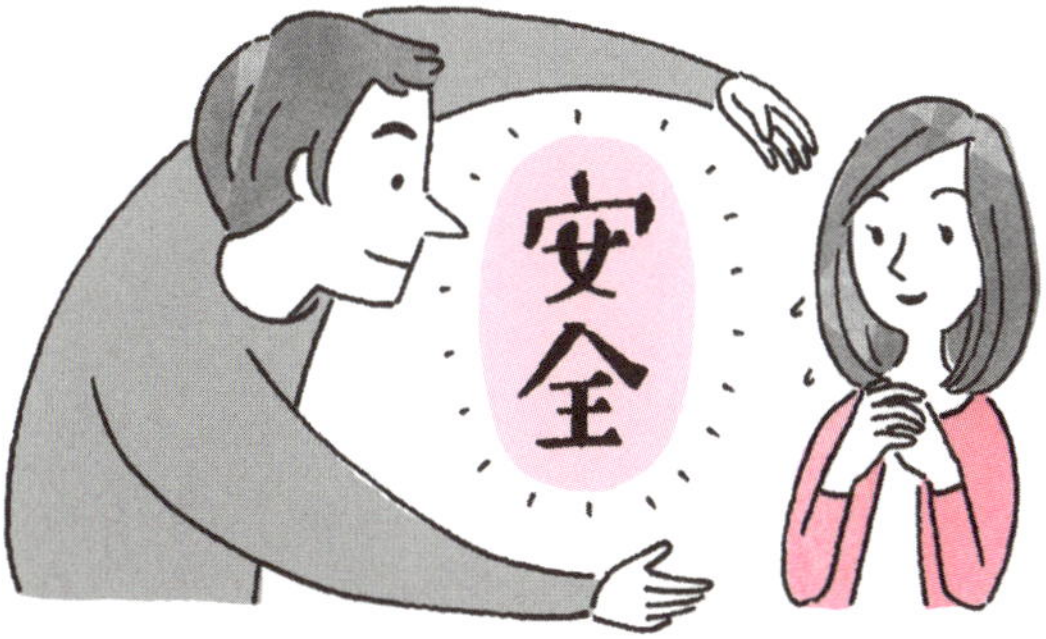

安全基地になるためには

1. **安心感**…………………… 本人の安心を脅かさない
2. **共感性**…………………… 本人の立場で気持ちを汲む
3. **全体を見る視野**…… ルールや道筋を示す

同じスタンスで向かい続けることで「安心感」を与える

第一に必要なことは、変わらないスタンスを保ち続けることです。うまくいかないときこそ、その真価を示すチャンスだと思ってください。

では、まず「安全基地」となるための第1条件からみていきましょう。それは安心感を与えるということです。境界性パーソナリティ障害の人が安心できないのは、どうせ見捨てられてしまう、自分のことは否定されてしまうという思いがあるためです。つまり、将来的に持続する安定した関係が信じられないのです。それは、その人が、これまで見捨てられる体験や否定される体験を何度も味わい、自分のことを変わらずに愛してくれる人など誰もいないと思い込んでいるからです。そこを変えていくためには、いくら言葉で変わらないといっても不十分で、行動で示し続けるしかないのです。長期間にわたって、同じスタンスで、変わらない関心と共感をもって寄り添い続けることが、もっとも大事なわけです。ことに、悪いことが起きたときやうまくいかないときこそ、チャンスだと思ってください。そんなときに、冷静で変わらない対応をすることが、従来の思い込みを強力に修正するまたとない機会となります。

安心感を守ることが大切

うまくいかないときも、支えてもらえるという安心感	悪い自分も、受け止めてもらえるという安心感	意見が違っても、聴いてもらえるという安心感

どんなときも変わらないことが何よりの支え

長期間にわたって同じスタンスで変わらない関心と共感をもって寄り添うことが大切

そのために気をつけたいのは……

❶ 冷静さを保ち、感情的にならない

「ちょっと話を整理しようよ」と一呼吸おいて問題を振り返る
「ちょっと頭を冷やしてくる」と、その場を一旦離れる
「感情的になってごめん」と、先に謝る

❷ 悪い面や本音を言ってくれたことを評価する

「よく言ってくれたね」

「そんなふうに感じていたんだ。話してくれてよかった」

「一人で抱えているより、話してくれた方がずっといいよ」

❸ 自分の考えを押し付けない

「○○は、どうしたいの?」

「これはあくまで私が思いついたことだから」

「見当外れかもしれないけど、〜したらどうかと思って」

傷つける言葉や挑発を真に受けない

ＢＰＤの人は、相手が信頼できるのか絶えず不安です。試そうとして、傷つける言葉を投げつけることもあります。背後にある気持ちをみてください。

ＢＰＤの人を支えていく上での難しさは、相手を本当に信じていいのかを試すように、傷つける言葉を投げつけてきたり、怒りをぶつけてきたりすることにもあります。支える側からすると、その人のためと頑張っているのに、プライドをズタズタにされたり、責められたりしては、立つ瀬がないと感じてしまいがちです。とはいえ、そこでそっぽを向いたり、逆切れしたりしてしまっては、見せかけだけの存在だという疑いを証明してしまいますし、表面的に合わせるだけでは本当の修復にはつながりません。傷つける言葉や挑発の背後にある気持ちに目を向けながら、攻撃や苛立ちの根底にある苦しさや寂しさに、話の焦点を向けていくことです。傷つけられたことにとらわれずに、冷静に相手の気持ちを汲むという手本を示すことができれば、それは本人の悪いパターンを変えていくきっかけになるのです。あなたが味わっている痛みや、それを乗り越え冷静に語りかけようとする姿勢が伝わるのです。

傷つける言葉や挑発の背後にある気持ちに目を向ける

試し行動

BPDの人は、相手を本当に信じていいのかが不安。そのため、困らせ行動や挑発行動により、相手の反応をみる

運命の分かれ道

↙

表面的な同調
感情的な反応をする

↓

やっぱり口先だけ
本当の味方ではない

↓

安定した信頼関係
にはつながらない

↘

表面の行動ではなく、
背後の気持ちを汲んだ
冷静な対応

↓

わかってくれた
信じていいかも

↓

次第に安定した
関係に

攻撃や苛立ちの根底には、苦しさや寂しさが存在する。傷つける言葉や挑発の背後にある気持ちに目を向けることで、関係は安定していく

冷静に振り返り、客観的な視点から「お手本」を示そう

冷静に振り返り、相手の気持ちを汲む力が回復の鍵を握ります。感情の渦にのみ込まれないように、お手本を示す気持ちで対応してください。

境界性パーソナリティ障害の人を支える家族や支援者に求められるのは、冷静に振り返る力です。自分を振り返り、また相手の立場になって気持ちを汲みとる力をリフレクティブ・ファンクションといいます。この力が求められるのです。言葉よりも、こちらがどんなふうに振る舞っているかから、本人は学んでいきます。感情的に怒鳴ったり、批判したり、一貫性を欠いた態度をとっていたのでは、本人も同じようになるだけです。とはいえ、そんなに立派な人である必要はありません。BPDの人を改善に導くためには、支援者のリフレクティブ・ファンクションが本人より少しだけ高いのがもっとも効果的だとされます。悟りきった人よりも、同じ悩みに苦しみながら、それを本人に比べて少しだけ多く解決してきた人が、もっとも良い導き手となれるのです。本人を否定するのではなく、その苦しさをともに受け止め、一歩だけ先をみた視点で、よくやっていることや絶望する必要はないことを伝えるのです。

2つの「顧みる」

顧みる力 = リフレクティブ・ファンクション

自分を顧みる
=
振り返る

相手を顧みる
=
思いやる

自分を振り返り、相手の立場に立って気持ちを汲みとる、2つの「顧みる力」のことをリフレクティブ・ファンクションという。BPDの人は、相手の言葉よりも振る舞いから学んでいく。この力を高めることで、BPDの人を改善に導くことができる

リフレクティブ・ファンクションの 高い状態

感情と切り離して、事実だけを振り返る
自他の問題を混同せず、客観的に考えられる

- うまくいかないことは、嘆いたり責めたりすることではない
- 原因を分析して、それを改め、同じ失敗をしないように、今後に生かす
- 悪いことも役に立つし、無駄ではない

リフレクティブ・ファンクションの 低い状態

事実と感情が、ごちゃ混ぜになっている
自分と相手の問題を混同している

- うまくいかないことは、相手や周囲のせいと考え、相手を責める
- 自分を変えるよりも、周囲に変わってほしいと考える
- 逆に、すべて自分のせいだと考えすぎる場合もある

リフレクティブ・ファンクションの高い状態を目指そう!

! ポイント　ただし、完璧である必要はなく、本人より支援者のリフレクティブ・ファンクションが少しだけ高い状態の方が、同じ悩みに苦しむ者として良い導き手になれる

周囲が巻き込まれずコントロールされないためのコツ

BPDの対処を困難にするコントロール。相手のことを思えば思うほど、同情すればするほど、抜き差しならぬワナにはまってしまいます。

境界性パーソナリティ障害の一つの大きな特徴は、いつの間にか周囲が巻き込まれて、コントロールされてしまうことです。本人が意図してそうなったというよりも、ただあまりにも傷つきやすく過剰反応するので、周囲がいつの間にか、本人の気持ちや顔色をうかがうようになり、結果的にコントロールされてしまうのです。それに疲れて、つい本音を言ってしまうと、「やっぱり見捨てられた」「自分には生きる価値がない」と絶望的になって衝動的に自殺しようとしたり、ときには「自爆的」な逆襲をしてくることもあります。BPDの人にとって、自分に対する愛情、支えを得ることが命に関わるくらい大事であるため、周囲の関心を惹きつける特有の魅力をもっています。それに惹きつけられ、助けになろうとすればするほど、このコントロールのワナに陥ってしまいます。「死んでしまうかもしれない」という不安が、周囲の人の行動を縛ってしまうのです。

コントロールされないためには「中立性」が大切

BPDの人は気分、調子がめまぐるしく変化する

→

周囲はその状態に戦々恐々

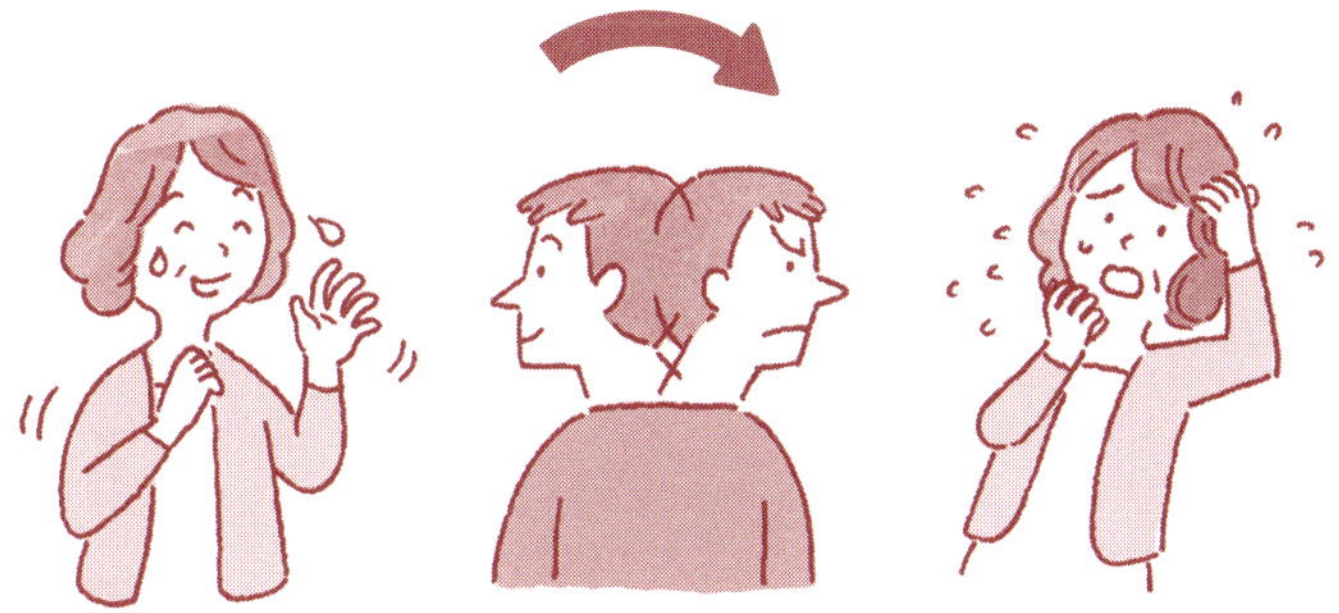

周囲が我慢している間は平穏無事

つい本音が出て不満を言うと大嵐

いつの間にか本人の顔色に支配される

↓

BPDではコントロールが起きやすい

悪循環を避けるためには……

中立的な立場が重要。本人をおんぶするのではなく、自分の意思で立たせる。立とうとする手助けはしても、本人にその意思がなければ手出しをしない

優等生や良い子が躓《つまず》いたケースでは、これまでの期待や理想を一旦取り払って、すべてを白紙に戻してやり直すことが回復への近道です。

期待や価値観を押し付けることをやめる

安心感を脅かさないためにもう一つ大事なことは、本人を思い通りに支配しないことです。「良い子」を求めすぎないことです。BPDの人の一つのタイプは、優等生や良い子だった人が、自分のアイデンティティを見失って不安定になっているというケースです。それまで親の「期待」や「価値観」に従って頑張ってきたけれど、それが限界に来ているのです。「期待」に応えられないことで、認められない悪い子だと自分を否定する気持ちを抱えています。まず、その呪縛から解放し、その人自身のアイデンティティを、そして自信を取り戻させることが必要なのです。それには長いプロセスが必要ですが、まず大切な一歩は、期待や価値観を押し付けるのをやめ、そんなものとは関係なく本人自身をかけがえのない存在として認めることなのです。これまでのことは一旦ご破算《わさん》にして、それに縛らないことです。本人は死ぬほどそのことで行き詰まっているのですから、同じことを続けていれば、追い詰めるだけです。

アイデンティティを本人に返す

「優等生」「良い子」だったタイプのBPD

▼

親の期待、価値観、顔色に支配されているケースが多い

▼

親の期待を裏切った自分は「悪い子」と自己否定

これまでのことを一旦ご破算にして、呪縛から解放し、ありのままの本人を大切なものとして肯定することが重要

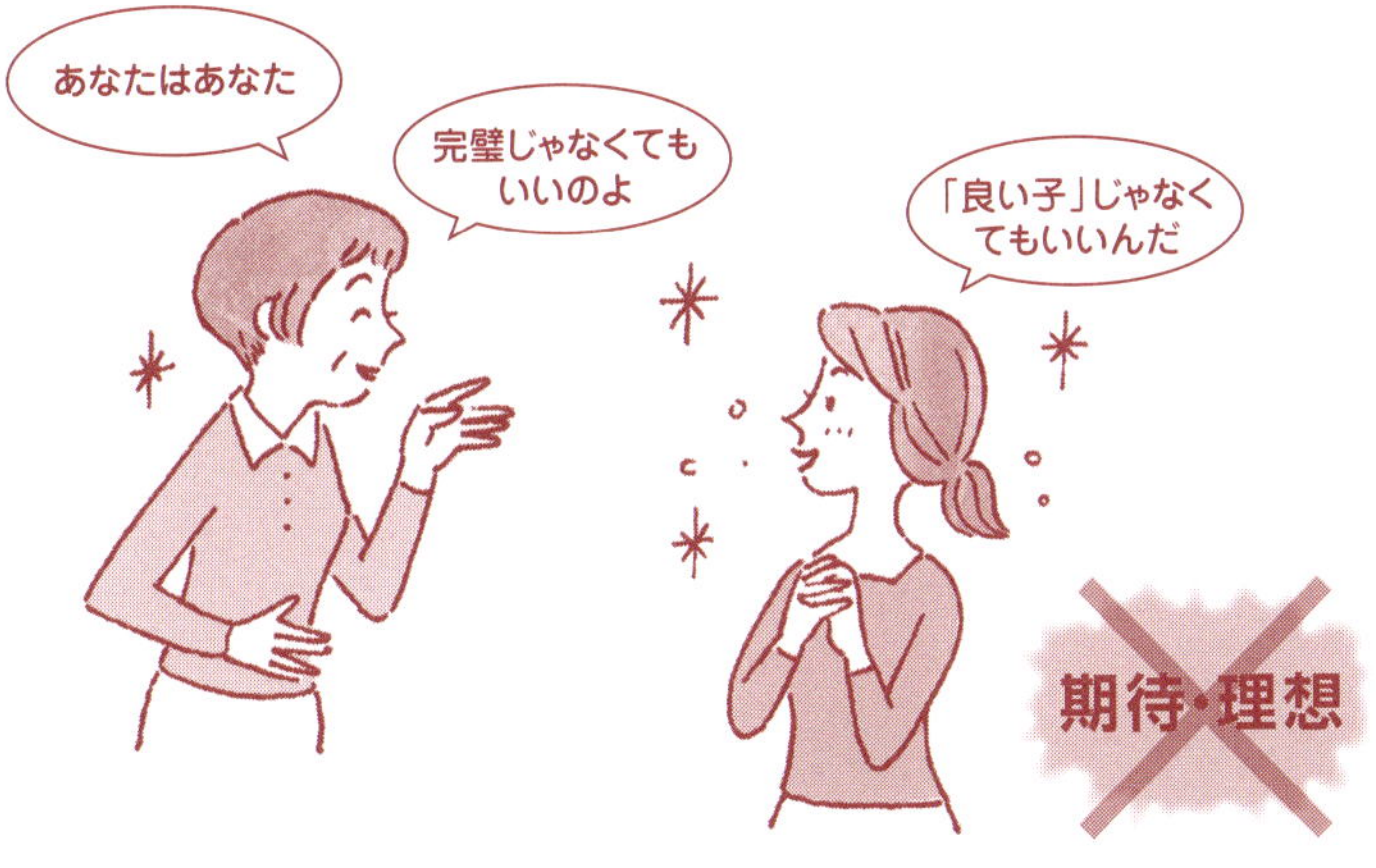
あなたはあなた
完璧じゃなくても いいのよ
「良い子」じゃなく てもいいんだ
期待・理想

目的やルールを明確にしておきましょう。それが安心感にも結びつきますし、支える側が共倒れになるのを防ぐことにもつながります。

目的や枠組み、支える側の限界も明確にする

安心感を守り、安定した関係を維持していく上で大切なのは、目的やルールを単純明快にすることです。こういうときには、こうすればいいということが、わかっていれば、不安が生じにくいのです。連絡方法や対応できる時間帯、曜日などを決めておきましょう。すぐ応答や返信できない場合があることも話しておきましょう。「いつでもいいから」といった無制限な言い方は、失望や不信の原因となります。支える側の限界も見極めたラインを正直に話しておくのが誠実です。もう一つ大事なのは、目的の共有です。特に支援者として関わる場合には、その部分を明確にし、繰り返し伝えることが大事です。「○○さんが、自分で自分を支えられるようになることが目的だったよね」と、本来の目的から外れそうなときは、クギを刺すことも必要です。親や親友、恋人が関わる場合には、「いつも○○の応援団長だから」「いつも○○の味方だから」と、変わらないことを強調しつつ、主役は本人であることを伝えましょう。

主役は本人であることを確認する

目的やルールを明確に → 安心感につながる 共倒れを防ぐ

親しき仲にも礼儀あり	無制限な手助けは誰にもできない
支えるのにもルールや約束が必要	使える時間、エネルギーは有限

❶ ルールを決める

会って話をする
電話をする
メールに返信する
→ 可能な日時、時間など
（不可能な場合もあることを伝える）

❷ 目的を確認する

第三者として関わる場合……中立の立場を強調

「○○さんをおんぶしていては本当の支えではないからね。○○さんが一人で立てるようになるのが目標だからね」
「代わりにやってあげることはできないからね」

身内の場合……いつも味方だということを強調し、主役は本人であることを付け加える

「いつも○○の応援団長だよ。でも代わりにプレイすることはできないだろう。主役は○○なんだから」

「聴く」テクニック初級編

共感しつつ、一歩高みから**振り返る**

本人に対する否定的な先入観を一切捨ててください。真っ白な気持ちで、向きあうことが第一歩です。一歩高みから振り返れると、さらに良いでしょう。

「安全基地」となる第2条件は、共感的で肯定的な応答です。納得がいかないことであっても、まず本人の言い分に耳を傾け、本人の立場に立ってそれを受け止めるという姿勢が、非常に大きな力を発揮します。親がそうした姿勢に変わるだけで、こじれていた事態が、大きく改善してくることも珍しくありません。親や支え手への指導も大事なわけです。

批判的なことをつい言ってしまう癖のある人は要注意です。悪い点ばかりをみて、それを問題にする思考が染みついている人が関わると、どんどん事態は悪化していきます。否定的な一言で、何ヵ月も積み上げてきた努力も無駄になりかねません。まず共感し、受け止めることから始めないと、話になりません。専門家として関わる場合には、さらに高度な技術が求められます。それは、一歩高みから広い視野で状況をみて、行き詰まりを乗り越えるための助言をする視点です。

回復の鍵は「共感」にある

共感的に受け止め、肯定的に返す

心を真っ白にして耳を傾ける

「事実と違う」「言いがかりだ」「悪いところばかり並べて」と、理不尽な思いや怒りが湧き上がってきて、反論したくなる

↓

自分の傷の方にとらわれていて、本人の気持ちを汲めていない

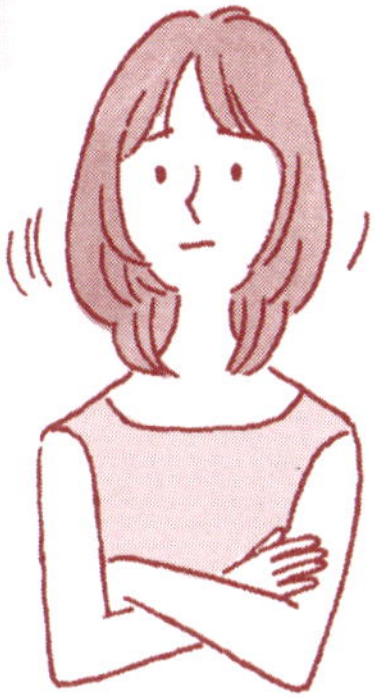

反論や批判は禁物

まず本人の言葉に耳を傾け、本人がそう感じているという現実を受け止める。その言葉が事実かどうかよりも、その言葉の背後にある、本人の傷ついた思いを汲みとる

第三者的な視点

少し高い位置から状況を眺めるような視点をもつ

どろどろにこじれたケースも……

本気で実践すれば、それだけで改善に向かう

ポイント　BPDのケースでは、周囲の人の心のどこかに「この子のおかげで迷惑した」という被害者意識がしばしばみられる。口先だけでは長続きしない。本気で思うかどうかが改善の成否を分ける

「聴く」テクニック上級編
「映し返し」や「ミラクル・クエスチョン」

専門家として関わる場合には、もう少し高度な「聴く」テクニックが必要になります。すぐ使えるテクニックも多いので活用しましょう。

ＢＰＤの人は、気持ちや事実を整理するのが苦手です。また、相手から決めつけられた言い方をされると強く反発します。そこで有効なのは、相手の言葉で話す「映し返しのテクニック」です。言葉をなぞったり質問することで、本人の言葉で考えを整理し、深めていくように導くのです。ＢＰＤの人は、事実と感情的な思い込みを混同しやすいので、両者を整理して、もっと気持ちが楽になる受け止め方へ導く「認知を修正するテクニック」も重要です。ＢＰＤのもう一つの特徴は両極端な気持ちが併存していることです。否定的な考えに100％とらわれているようにみえても、正反対な気持ちも隠れているのです。両方の気持ちがあることに気付かせ、それを言葉として引き出していくと、極端な考えが修正されやすくなります。また、良い子型のケースでは、本音が言えず、それが行き詰まりの原因になっていたりします。「仮定法の質問」や「ミラクル・クエスチョン」は、行き詰まりの打開に有効です。

使える対話テクニック上級編

映し返しのテクニック

本人の言葉をなぞりながら、質問をして掘り下げていく

「○○さんは、〜って感じているんだ」（発言をそのままなぞる）

「〜って言ったけど、もっと具体的に言うとどういうことかな?」

「そのときは、どんな気持ちだったの?」

認知を修正するテクニック

事実と感情的思い込みを切り分けて、整理する

「もしかしたら、〜ということだったのかもしれないよ」（断定しない）

「〜というふうに受け止めてみたら、どうかな?」

アンビバレント（両価的）な気持ちをあぶりだす

正反対の気持ちの存在に気付かせる

「いま、〜って言ったけど、その気持ちは何割くらいあるの?」

「そうじゃない気持ちになることもある?」

本音を引き出す

本当は何を求めているのかを、本人の言葉で引き出していく

「本当は、○○さんはどうしたいの?」

「そのために、いま、とりあえず○○さんにできることはなんだろう?」

方法を具体化する

「それを実現するために、いまあなたにできることは何?」

「いまは30点の状態だって言ったよね?　それを40点にするためにできることは?」

行き詰まったとき……

仮定法の質問やミラクル・クエスチョンも局面打開に有効

「もし、何でもできるとしたら、きみは何をする?」

「もし、きみがいま困っている問題が解決したら、何をしたい?」

「もし、奇跡が起きて、きみが今言った悩みがなくなったとしたら、何が変わったのかな?」

※さらに詳しく知りたい場合は、『人を動かす対話術』（PHP新書）参照

肯定することで改善を図る「認証戦略」が注目されている

認証戦略とは、問題点を批判するという姿勢ではなく、悪い点にもプラスの意味を見つけ出し、どんな状態も肯定的に受け止めようとすることです。

近年、ＢＰＤの治療に、有効性が高いことで注目されている、弁証法的行動療法（ＤＢＴ）があります。その中核をなすのが、認証戦略です。認証とは、あるがままの状態を受け入れ、肯定することです。深い自己否定を抱えたＢＰＤの人の問題点をあげつらって、改善させようとすると、余計自己否定が深まり、改善とは正反対の結果になってしまいます。ＢＰＤの人は、心に傷を抱えながらも、頑張ってきていることも多いのです。むしろ、そうした良い点を肯定し、評価した方が、自己否定を克服し、社会適応を改善することにもつながるのです。認証戦略では、どんなに悪いことにも、何か良い点があるはずだ、何かプラスの意味があるはずだという視点で、「良い所探し」をします。それによって、「あら探し」の思考が、次第に肯定的な思考へと変化していくのです。失敗や悪いことも、成長や問題解決のきっかけだと、粘り強く考えられるようになるのです。周囲の人が支えていく上でも重要な戦略です。

プラスの意味を探す「認証戦略」

認証戦略とは

弁証法的行動療法（DBT）の柱となる治療戦略。問題とされていることにも何か意味があるはずだと考える。批判や修正はせず、あるがままの状態を肯定的に受け止め、隠れたプラスの意味を探す「良い所探し」をすることで肯定的な思考に変化していく

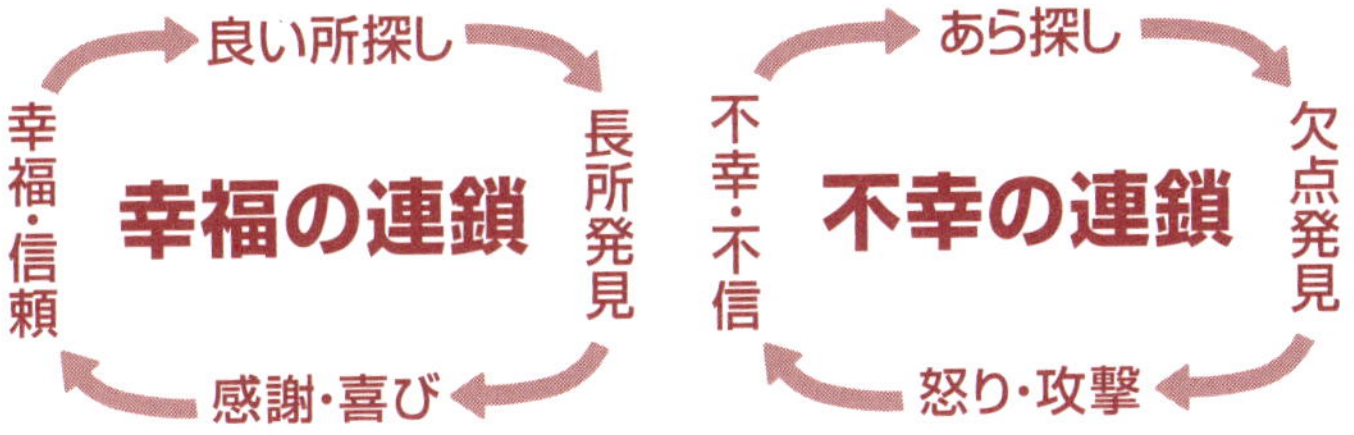
幸福の連鎖
良い所探し
長所発見
感謝・喜び
幸福・信頼
不幸の連鎖
あら探し
欠点発見
怒り・攻撃
不幸・不信

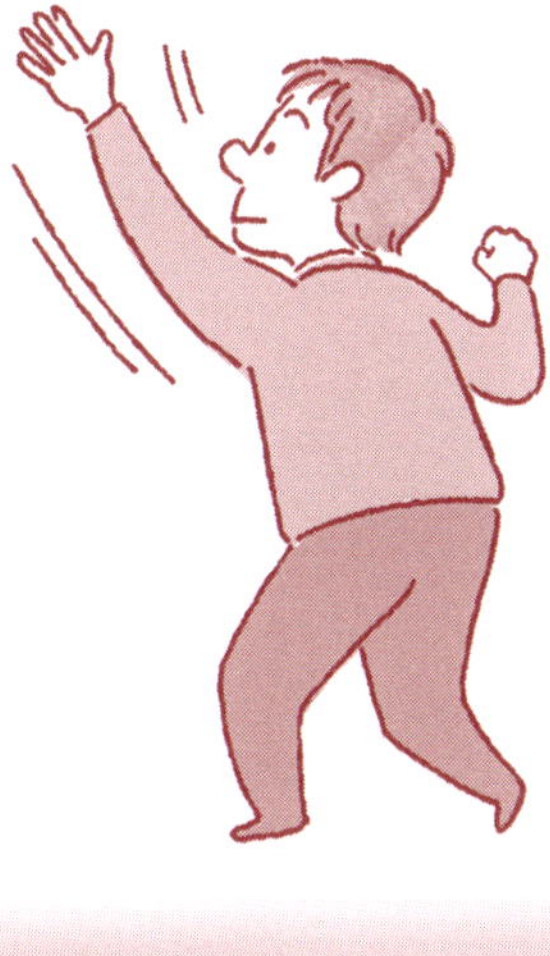

問題点を挙げて改善させようとするより、良いところを肯定し評価した方が自己否定や二分法的認知の克服につながる

「答え」ではなく、「解決の技術」を教える

問題が起きるのは自然なこと。それを嘆いたり責めたりするよりも、どう対処し解決するかを学んで、実践することが大事なのです。

安全基地の第3条件は、問題が起きたとき、その解決のための導き手となることです。問題解決に一番不要なのは、感情的な批判や否定です。それは何の役にも立たないばかりか、本人を落ち込ませ、自信を奪い取るだけです。それでは助けているのではなく、追い詰めるだけです。そんな暇があれば、具体的な対処を教えた方がよほど役に立ちます。ただしその場合も、何から何まで答えを教えたのでは、本人の力がつきません。最終目標は、トラブルに出会っても、自分で対処できるようになることです。問題を解決する技術を教える必要があるわけです。最初のうちは、答えを教えることも必要です。しかし、段々と、どうすればよいか、いままで使った対処法が応用できないか、考えてもらうことも大事です。たとえば、電話をしたけれど、相手が出なかった。それで、見捨てられたと思って落ち込んでしまったという人に、その事態をどう受け止めれば、もっと気持ちが楽になるか考えてもらうのです。

問題解決の導き手になる

問題が起きることは悪いことでも
誰かを責めることでもない。
大切なのは問題に正しく対処すること

↓

答えを教えるのではなく
問題に対処するための技術を教える

↓

大きな視野をもった導き手になろう

①事実と気持ちを整理する技術
②受け止め方を変える技術
③自分の本当の気持ちを知る技術
④方法を具体化して実行する技術

P77参照

⑤感情をコントロールする技術

トリガーの除去　不安や落ち込みの引き金になることを避ける
感情的で否定的な言葉を使わない、ルールを決めるなど

思考停止法　考えるのをやめ、他のことに切り替える
「悪い考えに陥りそうになったら、考えるのをやめて他のことをしよう」
（具体的に何をするか指示する）

腹式呼吸法　お腹に手を当てて呼吸を感じながらゆっくり腹式呼吸する

グラウンディング・テクニック　パニック発作の予防に有効
地面や床をしっかり足で踏みしめ、
壁や硬い家具に体を当てたり摑まったりして意識を外に向ける

エクスポージャー法　わざと苦手な状況に自分をさらす
本人の意思や限界を超えないように徐々に行う

「自殺企図」や「自傷行為」にはどう対応したらよいですか？

ＢＰＤのケースで、自殺企図や自傷行為が際限なく繰り返されてしまう一因は、それによって〝報酬〟が得られてしまう悪循環があります。

ＢＰＤへの対処において、多くの人が不安を感じ振り回されやすいのが、自殺企図や自傷行為への対応です。心配のあまりおろおろしたり、非難したり、過度に優しくしたりすると、それが本人にとっては〝報酬〟となってしまい、長期的にはその行動を強化し、周囲が気を抜いた頃にまた同じことが繰り返されます。大事なのは、ふだんの関わりで、本人の気持ちに目を向けた、共感的な関わりを増やし、自殺企図や自傷行為が起きたときは、感情的にならずに冷静に対応し、その直後は、むしろ関わりを控えることです。特に自殺企図の場合は、あらかじめ入院などの取り決めをしておき、約束通りに入院させ、行動に一定の制限を加えることが再発予防につながります。放置しておくと、いつか既遂《きすい》に至ってしまう危険があります。入院は家族から離れ、自分を見つめ直す好機になり得ます。もし行動する前に気持ちを伝えてくれたのなら、苦しさを打ち明けてくれたことを評価し、共感しながら耳を傾けます。

自殺企図や自傷行為への対応

悪循環

自傷や自殺企図
↓
周囲は強いショック・動揺
↓
直後だけ過度に優しくしてしまう
↓
本人にとっての“報酬”になる
↓
愛情や関心が揺らいだときに
同じことが繰り返される
↓

対応を間違うと悪循環を形成しやすい

悪循環を避けるには？

①事前に、自殺企図や自傷行為をした場合は
入院させるなどの約束事を決めておく。
ただし、1泊入院のような短期入院では効果は乏しい

②もし起こった場合は冷静に対処し、直後はむしろ関わりを控える。
本人が不自由や退屈を味わうことが再発予防につながる

③命に関わるレベルの自殺企図に対しては、入院治療が原則。
放置していると既遂に至る可能性が高い

入院についての基礎知識

①**任意入院**……………本人の同意による入院。本人が申し出れば72時間以内に退院できる

②**医療保護入院**……保護者の同意による入院。
退院は本人の意思ではできない。精神保健指定医の診察が必要

「自傷行為」を減らすにはどうしたらよいですか？

自傷行為を減らすコツは、間違ったときに〝報酬〟を与えないことと、良い所探しによって自己肯定感を取り戻すことです。

身近で多くの人が困っているのが自傷行為です。自傷行為の泥沼から脱出する上で大事なのは、一つは前項で述べたように、その行動をしたときに、〝報酬〟になるような反応をして、その行動を強化してしまわないことです。そして、普段の関わりにおいて、気持ちを汲むように心掛ける。それだけで、落ち着くケースもありますが、嗜癖《しへき》が強い場合には、なかなか脱せられない場合もあります。そこで、効果を発揮するのが、やはり認証戦略なのです。重度の自傷行為の根底には、強い自己否定感、罪悪感があります。それを和らげ、癒すことが必要なのです。そのためには、本人自身の価値や評価を高め、自分で自分を許せるようになる必要があるのです。些細な点を褒め、良い所を探して努力を評価する働きかけをすることです。そして、悪いことが起きたときこそチャンスです。最悪の事態にも、良い点やプラスの意味を見つけてそのことを伝えてください。自傷するという行動にさえ、意味があるはずです。

自傷行為を減らすには

自傷行為を減らす3つのポイント

①自傷を助長する対応を避ける

“報酬”によって強化してしまわない

× 自傷したときだけ、話を長く聴く
× 自傷したときに、感情的な過剰反応をする

②認証戦略で自己否定感を和らげる

悪いことや問題行動にもプラスの意味を認める

「自傷することで気持ちを伝えようとしたのかな？」

「自傷することで罪悪感が和らぐのかな？」

- 普段の生活で、批判や否定は避け、良い所探しをする
- 家族は無条件な愛情を伝える

③自傷に至る前の対処を強化

自傷の前にはサインがある

- 横に座って話を聴いたり、優しい言葉をかけたり、体に触れていたわりを示す
- 言葉で伝えられたとき、積極的に評価する
  「自傷する前に、苦しい気持ちをよく言葉で言えたね」

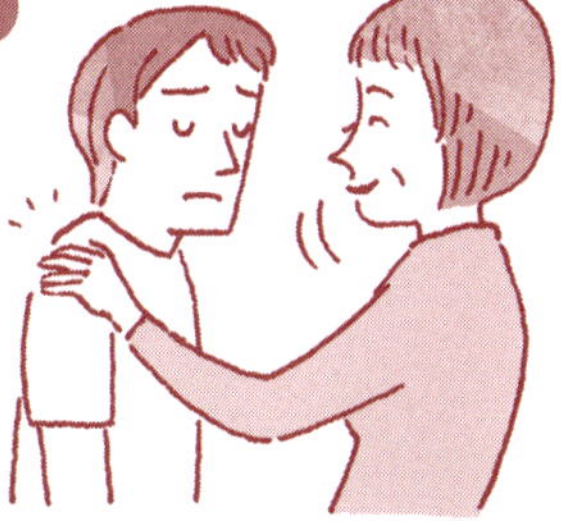

BPDの治療においては、信頼関係の維持が何よりも大事。医師の技量・経験だけでなく、安心感のある安定した人柄かどうかもチェックしよう。

受診相談や病院選びでは相性や治療方針の確認を最優先に

BPDの治療において、まず大事なことは、医師やセラピストと患者との間の安定した信頼関係が維持されることです。BPDの根底には不安定な愛着があり、そこを安定化させていく必要があるわけです。医師やセラピスト自身が、感情的になりやすく、情緒不安定では、安定した信頼関係の維持は難しく、結局治療が中断して、改善にはつながらないのです。また、症状を聞いて、薬だけで対処しようとする場合も、BPD自体の改善には結びつきません。医師が数多くBPDを治療し、安定へと導いた経験をもっていることが大事です。地域の保健センターの健康増進課などに問い合わせて、思春期や依存症、BPDのケースに治療経験の豊富な治療者を教えてもらうのも一法ですが、実際に面談して、相性や治療方針を確かめるのが一番です。その人にとって良い治療者と出会ったときには、それとなくわかるものです。医師だけでなく、緊急時の対応など医療機関としての力量もチェックする必要があるでしょう。

受診先の探し方

受診先を決めるには

①住んでいる地域の（精神）保健センターの
健康増進課などで相談する

②多くの医療機関が受診相談を行っている
（精神保健福祉士などが対応）

③実際に受診して、治療者との相性や人柄、治療方針をチェック

治療者、医療機関選びのポイント

①穏やかで安定した人柄

②一定以上の技量・経験（思春期、依存症、BPDの治療経験が豊富）

③薬だけで対処しようとしない

④BPDを継続的に治療する体制がある

後で困りやすいのは……

- 医師がコロコロ変わる
- 緊急時のフォローがない
（入院先を紹介してくれないなど）
- BPDを本気で診る力がない
（問題が起きるとすぐ見放す）
- 薬を長期大量処方する

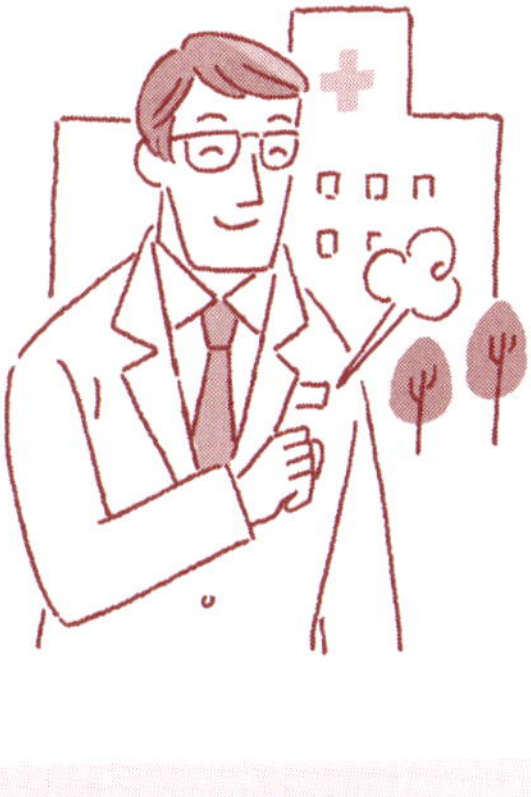

**その人にとって良い治療者に出会ったときは、
それとなくわかるもの。
積極的に受診して実際に話してみよう**

薬物療法の有効性と注意点を知っておく

ＢＰＤの治療をスムーズに進め、さまざまな危険を減らす上で、薬物療法は有用です。心理社会的治療と併用することで改善が早まります。

ＢＰＤの中核的な症状は、薬物療法によって癒されるものではありませんが、ＢＰＤに伴いやすいうつや気分の波、強いイライラ、不安、希《き》死《し》念慮《ねんりょ》（死にたいと思う考え）といった症状は、薬物療法によってかなり軽減することが可能です。それによって、治療が進めやすくなりますし、本人も前向きな気持ちや自信を取り戻しやすいと言えます。その意味で、症状が強いときには、薬物療法を併用することをお勧めします。有効性が高いものとしては、オランザピン（商品名ジプレキサ）などの非定型抗精神病薬、バルプロ酸ナトリウム（商品名デパケン）などの気分安定薬、ＳＳＲＩなどの抗うつ薬があります。ただし、ＳＳＲＩなどの抗うつ薬は、逆に希死念慮やイライラを強めることもあり、特に若年のケースでは注意が必要です。非定型抗精神病薬は、体重増加、生理の遅れなどの副作用がみられる場合があり、また、現在のところ、双極性障害や統合失調症にしか認可されていません。担当医とご相談ください。

薬物療法は有効？

BPDの治療に使われる主な薬

薬の種類	効 果	成分名（商品名）
非定型抗精神病薬	抗幻覚妄想作用が過敏性を緩和。抗うつ効果や意欲を高める効果もある	オランザピン（ジプレキサ）
		リスペリドン（リスパダール）
		クエチアピン（セロクエル）
		アリピプラゾール（エビリファイ）
気分安定薬	躁うつ的な気分の波を安定化。解離状態を防ぐ作用もある	バルプロ酸ナトリウム（デパケン）
		炭酸リチウム（リーマス）
		カルバマゼピン（テグレトール）
抗うつ薬（SSRIなど）	うつや不安、強迫症状を改善	フルボキサミン（デプロメール）
		パロキセチン（パキシル）
		セルトラリン（ジェイゾロフト）
		ミルタザピン（レメロン、リフレックス）

注意! ベンゾジアゼピン系の抗不安薬、睡眠薬など、依存性のある薬の服用は要注意。非定型抗精神病薬や気分安定薬など、依存性のない薬で睡眠がとれるようにするのが望ましい。抑肝散などの漢方薬の併用も有効な場合がある

!ポイント 上記の薬は、いずれも正式の適応症に「境界性パーソナリティ障害」はなく、症状に応じて医師の判断で使われている

境界性パーソナリティ障害と自己愛性パーソナリティ障害

コラム

現代人に増えているパーソナリティ障害の代表的なものの一つが、境界性パーソナリティ障害（ＢＰＤ）ですが、もう一つは、自己愛性パーソナリティ障害です。

自己愛性パーソナリティ障害は、過剰な自信、理想や成功を夢見る傾向や、人を人とも思わない高慢な態度、人の痛みに無頓着な非共感性などを特徴とします。ある意味、自己否定の強いＢＰＤとは、正反対な状態とも言えますが、理想的な自分にこだわるところや完璧主義なところには、似た点もあります。

実は、自己愛性パーソナリティ障害の人も、自信が崩れる体験をすると、急激に不安定となり、ＢＰＤの状態に陥ることがあります。つまり、自己愛性パーソナリティ障害の人は、完璧な自分を演じ、傲慢《ごうまん》な態度をとることで、その仮面の下に隠れた弱い自分をカモフラージュしているとも言えるのです。

自己愛という観点で言えば、ＢＰＤは、自己愛が萎《しぼ》んだ状態であり、自己愛性パーソナリティ障害は、自己愛がパンパンに膨らんだ状態だと言えるでしょう。自己愛には、もっとも幼い自己愛で、顕示的欲求が強い「誇大自己」と、もう少し遅れて発達する、理想化した親に同一化した自己愛（「親のイマーゴ」と呼ぶ）があります。ＢＰＤの人では、親のイマーゴが膨らんで、本人の誇大自己が、それに押し潰されていると言えるかもしれません。

第3章

境界性パーソナリティ障害は回復する

自殺さえ防ぐことができれば、ＢＰＤの９割は回復します。その嵐のような激しさは、自分を治し、不足したものを取り戻そうとする必死さから生まれるものだとも言えるのです。

ほとんどの境界性パーソナリティ障害は治すことができる

BPDの約半数は、適切な治療を行えば、数年後にはBPDではなくなっています。

境界性パーソナリティ障害は、決して固定した「性格異常」ではありません。その証拠に、嵐の時期を乗り越えれば、多くの人が安定した状態にたどり着きます。ある追跡調査によると、6年後には、約半数の人が、BPDではなくなっていたと報告されています。かなり激しく自殺企図や自傷行為を繰り返したケースでも、回復が可能です。治療がより難航しやすいのは、重度の解離性障害が合併したケースです。多くの場合、性的虐待などの被害にあっています。そうしたケースでさえも、回復が可能なのです。親が治療に協力的な場合は、いっそう回復のチャンスが大きいと言えます。親が、本人の状態を受け入れようとしない場合も、配偶者などの身近な人が支え手となることで、改善することが多いと言えます。不安定な時期を克服すると、とても魅力的な人格として円熟してきます。傷痕が残っている部分があっても、それが他の人を支える力となったり、優しさや強さとなったりするのです。

境界性パーソナリティ障害は回復する

治療開始から6年後 → **約半数がBPDの診断基準を満たさなくなっていた**

↓

さらに長期間（平均27年）にわたる追跡調査では、約1割が自殺で亡くなっていたが、生存例の9割はBPDから回復

↓

綱渡りの不安定な時期を乗り越えれば、回復のチャンスは大きい

予後良好なケースの特徴

①**治療意欲が高い**
積極的に助けを求め、良くなろうとする

②**言語化する能力が高い**
言語化能力は「リフレクティブ・ファンクション」と密接な関係

③**親や配偶者が治療に協力的**
安全基地となる存在

治療が手間取りやすい要因

①**解離性障害、薬物依存がある**

②**前頭葉の機能低下がある**

③**気分変調症がある**

④**安定した支え手がいない**

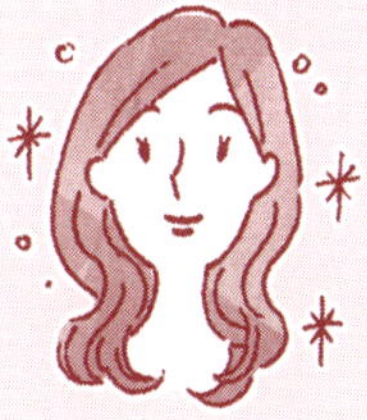

美人は回復しやすいって本当？

魅力的な容姿は、回復の促進要因となるという研究結果があるのも事実です。魅力的であることにより、恋人や配偶者といった支え手が現れやすいからかもしれません。実際、BPDの人は、容貌の美醜とは関係なく、人を惹きつける魅力をもっているようです。それは、自分を救うために必要なものなのかもしれません

リフレクティブ・ファンクションを高めていくことが大切

リフレクティブ・ファンクションを高めることは、支える側にとっても、本人にとっても大切なことです。

ＢＰＤの人は傷つきやすいため、物事を冷静に振り返るのが苦手です。自分の視点にとらわれ、主張すればするほど、問題をこじらせがちで、自分だけでなく、支えてくれている人まで苦しめてしまいます。回復には、自分や周囲を顧みる力＝リフレクティブ・ファンクションを高めることが重要です。まず第一に、自分を客観視する習慣をつけることです。日記や記録をつけたり、自分史を書いたり、仲間に語ってみるのも良い方法です。第二に、リフレクティブ・ファンクションの高い人から学ぶことです。カウンセラー、担当医、支えてくれる身近な人に、そういう人を見つけ、その人を良い手本として学ぶことです。ただ、何もかもその人の助言に頼りきるのではなく、自分で考えることも大事です。自分がその人だったら、どうするだろうと考えてみてください。第三は、心の余裕を忘れないことです。生活のリズムを整え、散歩をしたり、話を聴いてもらったりして、体と心を整えましょう。

リフレクティブ・ファンクションを高めるには

BPDの回復には、

自分や周囲を顧みる力
＝
リフレクティブ・ファンクション

を高めることが重要

リフレクティブ・ファンクションを高める
3つのポイント

①自分を客観視する習慣、作業

・日記や行動の記録をつけて、自分を振り返る
（頭で考えるだけでは整理がつきにくい）
・自分史を書いたり、これまでの体験を信頼できる人に語る

②リフレクティブ・ファンクションの高い人から学ぶ

・冷静に問題に対処する人の行動や考え方を学ぶ
・すべて頼りきりにならず、自分がその人だったらどうするか考えてみる

③心に余裕をもち、安全基地を大切にする

・疲れているときや、ゆとりがないとき、孤立しているときはリフレクティブ・ファンクションが下がる
・BPDの人は疲労や睡眠不足が気分に影響しやすいため、疲れているときは睡眠や休養を多めにとる
・愛着が安定すると、リフレクティブ・ファンクションが高まる
・いざというときには、相談し頼れる存在がいることが、安定化につながるため、安全基地になってくれる人との関係を大切にする

自己否定と二分法的認知を克服するための考え方

ＢＰＤを克服するもう一つの鍵は、自己否定と結びついた二分法的認知を卒業することです。100点ではなく50点で満足できることが目標です。

境界性パーソナリティ障害の根底にある問題は、自己否定です。そして、この自己否定から逃れるために、「理想の自分」を求めようとします。「理想の自分」とは、親や周囲が認めてくれる存在ですが、かなり無理をしなければなりません。理想通りであれば、「完璧」だと安心できますが、少しでも理想から外れると、すべてがダメになったように思いがちです。ＢＰＤの人に特徴的な、全か無かの二分法的認知にとらわれてしまうのです。二分法的認知は、どんな人でも不幸になってしまう思考法です。世の中に完璧な人間などいないので、自分も、他の人も、すべて信用ならない、不完全な存在に思えてしまうからです。これらは根底でつながっているのです。二分法的認知を脱することができると、自己否定や他者否定も和らいできます。では、二分法的認知を卒業するためにはどうしたらよいでしょうか。その方法が、先ほどの「良い所探し」であり、100点ではなく50点を目指すという考え方です。

100点ではなく50点を目指す

BPDの人は 自己否定 を抱えている

→ 自己否定を補うため「完璧な理想」を求めようとする

→「全」か「無」かの二分法的認知が発達

自己否定の克服＝二分法的認知の克服

認証戦略（良い所探し）が有効。現実の物事には100点も0点もない。悪い点もあれば良い点もある。100点を求めようとすると失敗する。たとえ1点でもそこには意味がある

100点ではなく50点を目指そう

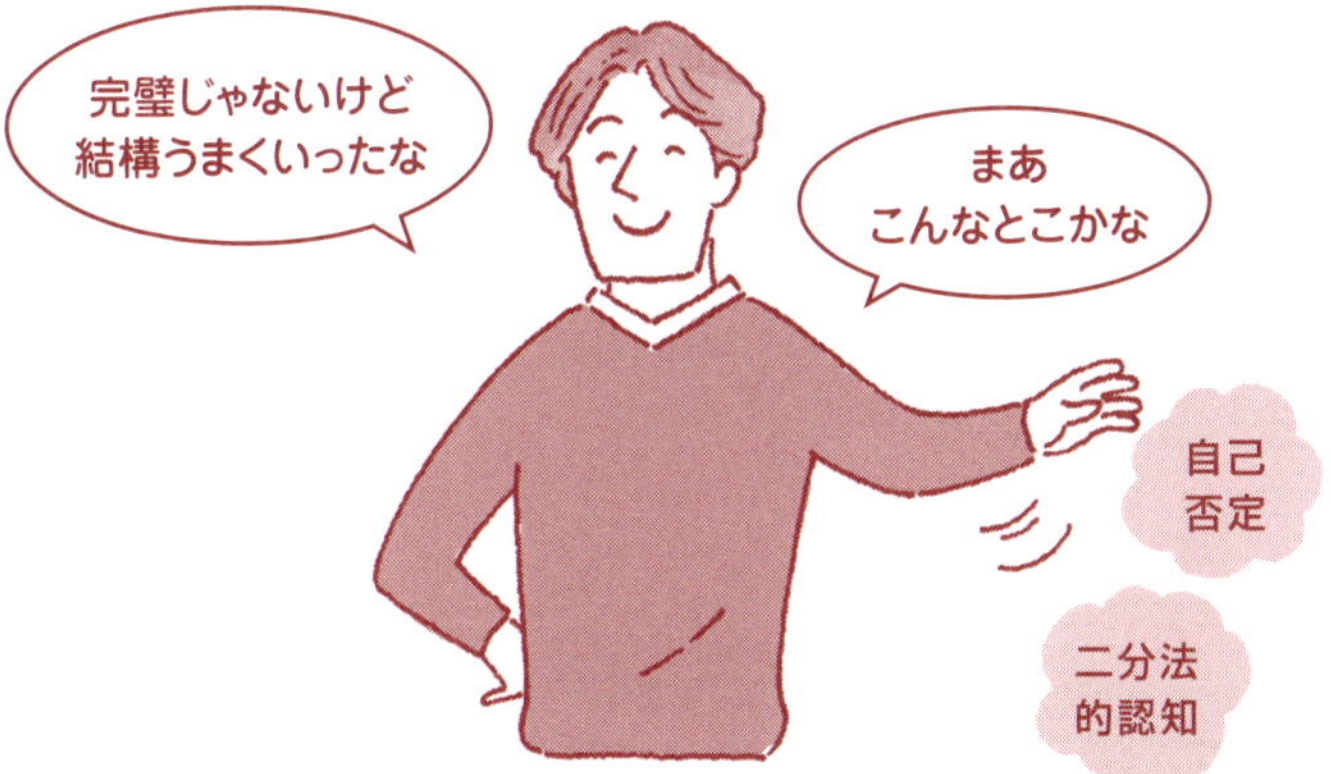
完璧じゃないけど
結構うまくいったな
まあ
こんなとこかな
自己
否定
二分法
的認知

「認知（行動）療法」を取り入れた受け止め方の訓練が有効

周囲を変えようとするのではなく、自分の受け止め方を変えることで、苦しさを和らげる認知（行動）療法も、ＢＰＤの回復の助けになります。

うつ病などの治療に広く使われる認知（行動）療法も、自分の問題を自覚し、改善しようという意欲をもった人には、有効な治療手段となります。

まず、きっかけとなる出来事、それに対する感情や行動の反応を振り返って記録します。その次に、そうした反応をしてしまったのは、きっかけとなる出来事をどう受け止めたからなのかを考えます。そこには、その人が自覚しないままに行っている思考パターンである自動思考が関係しています。自動思考に気付き、自分がどういう思考パターンにとらわれやすいかを自覚するのです。

さらに、もっと前向きになれる他の受け止め方（合理的思考）はないか、考えてみます。そうした作業を、困ったことやつらいことがあるたびに繰り返すことで、受け止め方が次第に変化していきます。認知（行動）療法は、リフレクティブ・ファンクションを高めるための、効果的な訓練法だとも言えます。

否定的な思考を修正する「認知（行動）療法」のコツ

こんなふうに記録する

日 時	○月×日	○月△日
きっかけ	同僚が私の顔をみたのに挨拶もしてこなかった	彼に何度も電話をしたが、つながらなかった
反 応	嫌な気がして、気分が落ち込んだ	イライラして、悲しい気持ちになった
自動思考	嫌われているのかなと思った	無視されたと思った。自分のことに飽きたのだと思った
合理的思考	向こうも何か心配事でもあったのかもしれない	忙しくて電話に出られないだけかもしれない
結 果	その後、普通に話しかけてきた。思い込みだったようだ	夜、ごめんと電話が入った。いつもと変わらない声を聞いて、安心した

まずは、継続して記録することが大事。最初は指導を受けながら行うと、上達が早い。自動思考や合理的思考の欄が書けるようになると、振り返る力がアップし、行動にも徐々に変化が起こる

次のステップ

よくみられる思考パターンを、掴まえる。そのために有効なのは、思考パターンにネーミングをすること。たとえば、『自分は嫌われている』と思い込む癖・『無視された』と思い込む癖など

⇒ネーミングを与えることで、自覚しやすく、その思考パターンに振り回されなくなっていく

BPDの人が行う場合の注意点

受け止め方を否定したり、反証したりしない。むしろ、そのような反応にも意味があると、共感的に受け止める。「自分は嫌われる」「無視される」と思ってしまうのは、どうしてだろう？

⇒ 否定的な体験をすることが多かったから？
⇒ いつ捨てられても、あまり悲しまないように、身構えているから？

幸せは「理想の自分」とは違うところにあることを理解する

ＢＰＤの人は「理想の自分」にとらわれ、それ以外の自分はダメな自分と思っています。しかし、「理想の自分」が「本当の自分」を邪魔しているのです。

境界性パーソナリティ障害の人は、「理想の自分」こそ、本来の自分だと思い込んでいます。でも、「理想の自分」とは、親からの期待を映し出したものであったり、親から認めてもらえない現在の自分から逃れるための避難場所であったりします。仮に「理想の自分」を実現し、輝かしい成功を手に入れたとしても、ちっとも幸せにはなれません。本当の自分は、「理想の自分」とは違っているし、本当の幸せは、「理想の自分」と思っているもののもとにはないからです。そのことに早く気付いて、自分の思い込みにすぎない「理想の自分」から自分を解放することです。「理想の自分」から外れた生き方をすることに、罪悪感を覚えたり、自己否定を感じる必要はないのです。親があなたに植えつけた呪縛が罪悪感となっているだけなのですから。「理想の自分」から一歩踏み出したとき、本当の自分らしい人生が始まるのです。思いもかけない自分を発見してください。自分をあまり限定しすぎないことです。

「理想の自分」とは親の願望や期待を映し出した幻

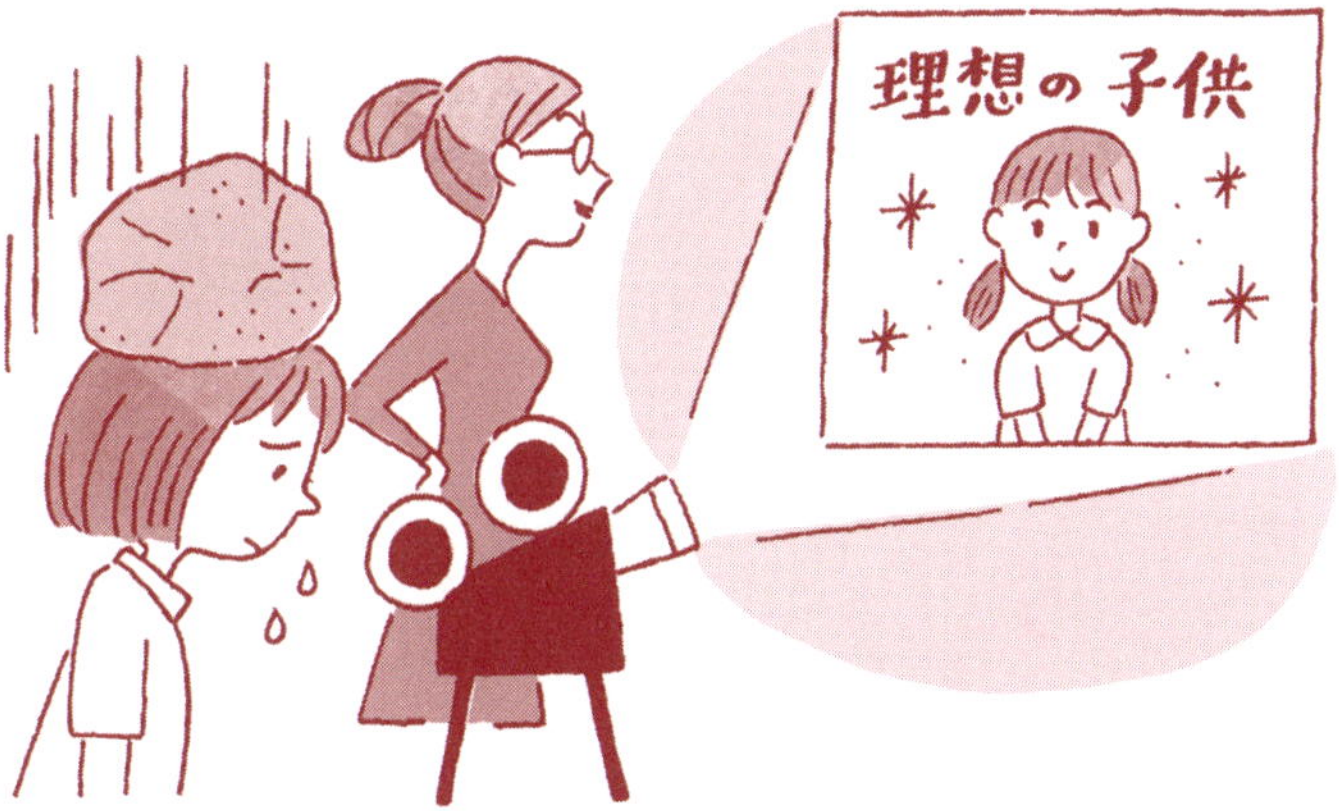

3つの「やめよう!」

①「理想の自分」という幻に縛られるのはやめよう!

そこには「本当の自分」も「自分らしい幸せ」もない

**②「理想の自分」と比べて「現実の自分」が
みじめだなんて思うのはやめよう!**

幻に操られる方がよほどみじめだ

**③「理想の自分」になれないからといって、
罪悪感を抱くのなんてやめよう!**

「良い子」に未練があるのは、親に愛されたいから。
「悪い子」の自分を受け入れたとき、人は一人前になれる

愛着が安定すると、気持ちも安定する

ＢＰＤ克服のもう一つの課題は、愛着スタイルを安定化すること。そのためにもっとも大事なことは、安全基地となる存在をもつこと。

境界性パーソナリティ障害の人が抱えているもう一つの大きな問題は、愛着が極めて不安定だということです。そのことは気分が不安定であることと密接に結びついています。いくら気分を安定化させようとしても、親や配偶者との愛着が不安定では、うまくいくはずもありません。愛着の安定化こそが、気分や行動の安定化につながるのです。そのために最善なことは、親や配偶者が、安全基地としての役割を果たすことです。それによって愛着が安定化すれば、自然に気分も安定化していきます。逆に、愛着が不安定な人と接していると、諍《いさか》いが増え、不安定になるのは必定です。安定を図る上では、ネガティブなことばかり言う人や、感情的で批判的になりやすい人とは、距離をとるようにした方がいいでしょう。実際、親や配偶者がそういうタイプの人である場合には、その人と会うたび不安定になるということが起きます。親や配偶者が変わろうと努力するか、その人と距離をおくかが必要でしょう。

安定した愛着を育もう

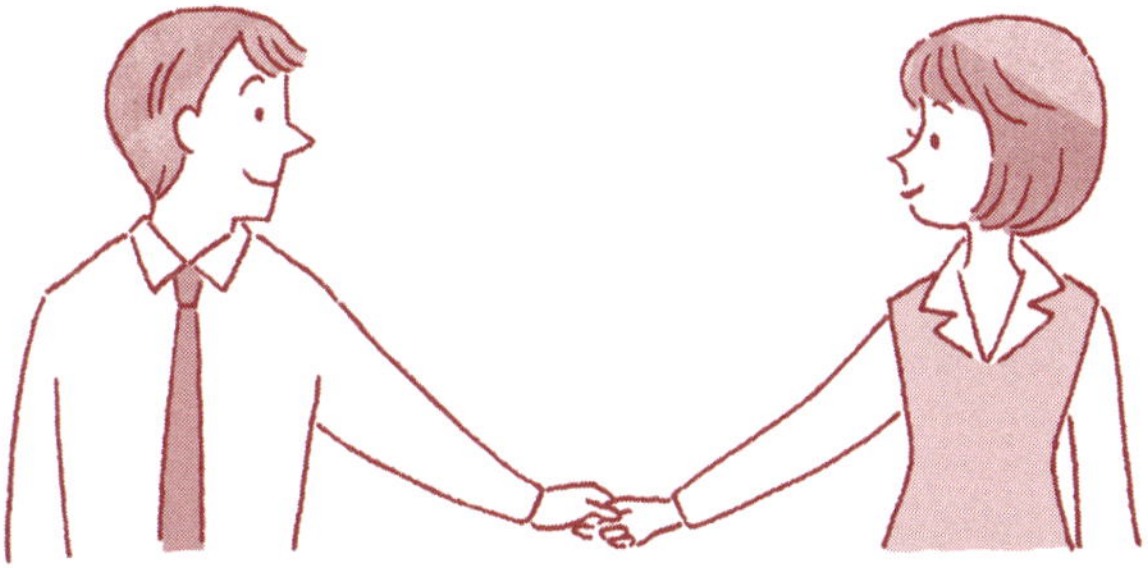

BPDの安定化＝愛着の安定化

ネガティブなことばかり言う人や、感情的で批判的になりやすい人とは距離をとるようにした方がよい

逆に……

本人の自覚と努力も必要

- **傷つけることや否定的なことを言わない**
  ↳自分も相手にとっての安全基地になる
- **100％の愛情を求めず50％で我慢する**
  ↳相手に求めすぎると、自分にとっての「金の卵を産むニワトリ」を殺してしまう
- **意地を張らず、素直になる**
  ↳ぶつかっても仲直りできることが大切

世話をしたり役割をもつことは回復を助ける

ＢＰＤの回復には、治療だけでなく、日々の生活も大切。生活のリズムを整え、自分にできる役割や適度な仕事をもつことも回復のきっかけになります。

ＢＰＤからの回復において意外に大事なのは、毎日の生活の部分です。頭で考えること以上に、体や手足を動かすことで、バランスを回復していくという面が大きいのです。リズム良い生活を心掛け、自分なりの役割や適度な仕事をもつことも大事です。料理をしたり、部屋をきれいにしたり、些細《ささい》なことに喜びを見つけることが、良い所探しにもつながっていきます。大きな理想よりも、ささやかでも自分にできる範囲で人の役に立つことをやってみることが、しばしば回復のきっかけになります。そんなことをしても、何にもならないと思いがちですが、それは100点こそ幸せだという思い込みのせいです。たとえ1点、2点にすぎなくても、そこには、かけがえのない価値があることに気づくと、まるで違ってきます。また、このタイプの人は自分のために頑張れなくても、人のためには頑張るというところがあります。ボランティアをしたり、動物の世話をしたりすることも回復のきっかけとなります。

毎日の過ごし方も大切

BPDからの回復において、リズム良い生活を心掛け、自分なりの役割や仕事をもつことも大切。考えるよりも体を動かし、ボランティアやペットの世話など、他者の役に立つことで自己効力感を高め、自己否定を癒すことができる

ささやかでも、自分にできる範囲で人の役に立つことが回復のきっかけになる

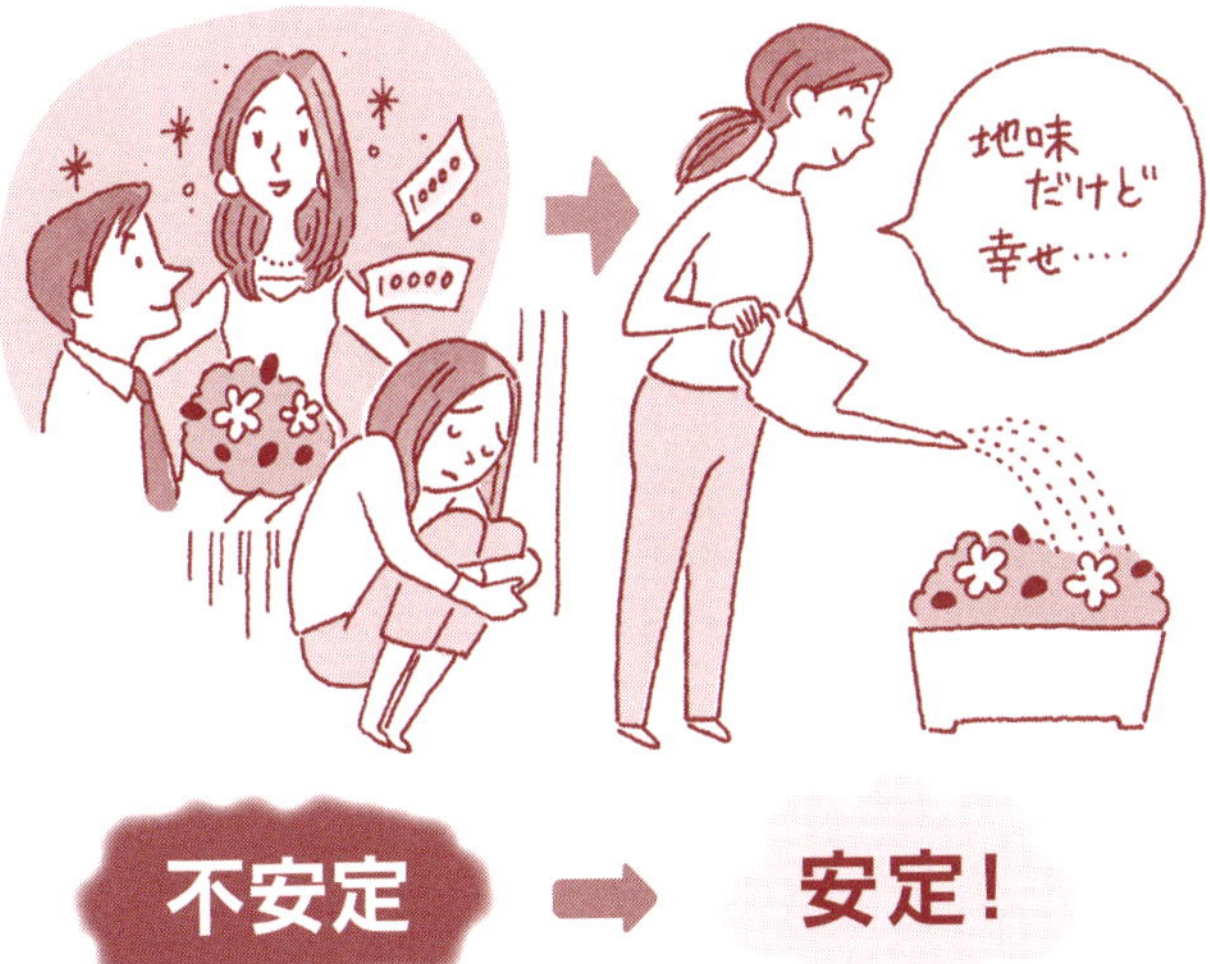
10000
10000
地味だけど幸せ‥‥
不安定
安定！

回復の兆候は「小さな喜び」と「感謝」にある

回復への兆しは小さな変化から始まります。身近なことに喜びを感じ、ネガティブなことばかりではなく、ささやかであれ良いことにも目が向き始めます。

境界性パーソナリティ障害が改善に向かい始めると、それまでみられなかったような変化が起きてきます。その一つは、身近なことを積極的にやり、そこに喜びが感じられるようになることです。大それたことよりも、ささやかでも身近なことを大切に考えるようになります。もう一つの変化は、ネガティブな考えや気持ちにとらわれやすく、悪い点にばかり目が行き、不満や批判ばかり口にしがちだったのが、そうした発言が減り、良かったことや嬉しかったことを語るようになることです。そして、親や配偶者に対しても、それまで不満や否定的な発言が多かったのが、自分がこんなに迷惑をかけてきたのに、ずっと支えてくれたことに対して、本当にありがたいと思っていると、感謝の気持ちを心から語るようになります。また、自分自身に対しても、嫌いでたまらないと言っていたのが、良い点や努力した点を素直に評価できるようになります。ここまでくれば、大きな峠はもう乗り越えたと言えるでしょう。

回復の兆候は「感謝」の気持ち

（BPDの状態）

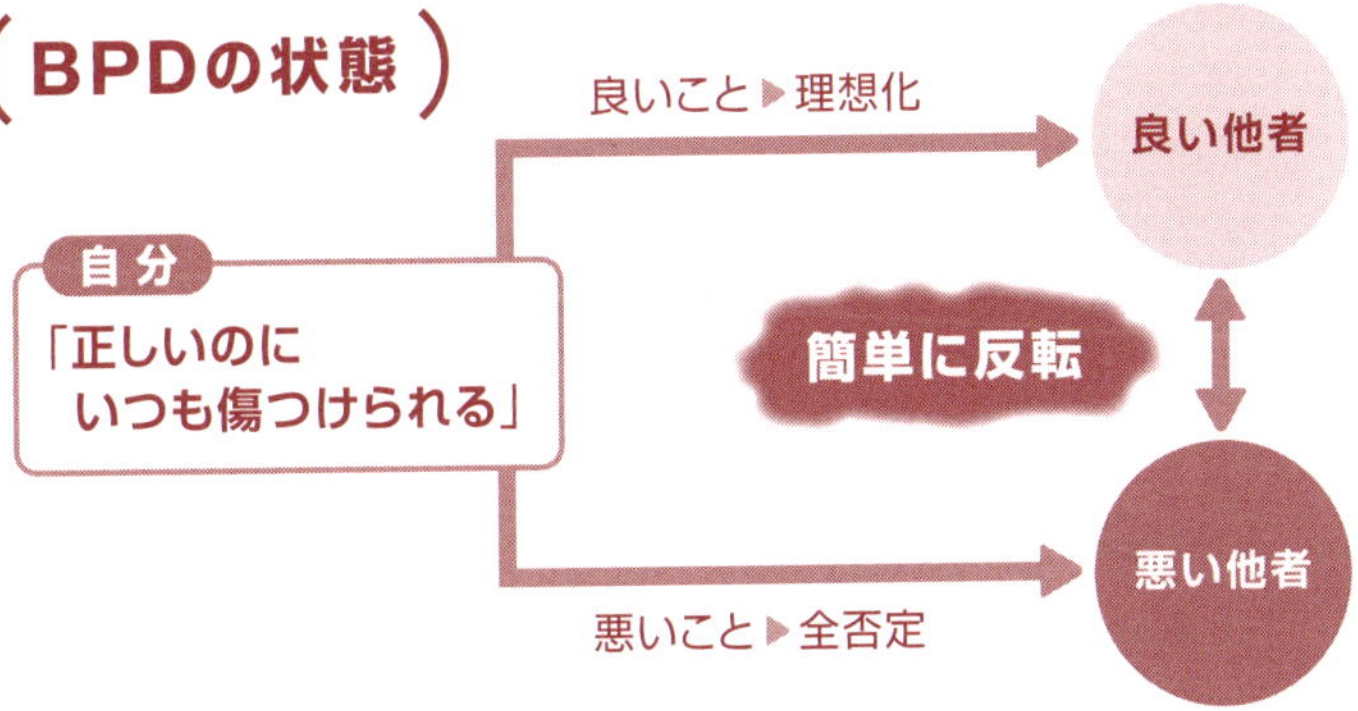
良いこと▶理想化
良い他者
自分
「正しいのに
いつも傷つけられる」
簡単に反転
悪い他者
悪いこと▶全否定

（BPDを克服した状態）

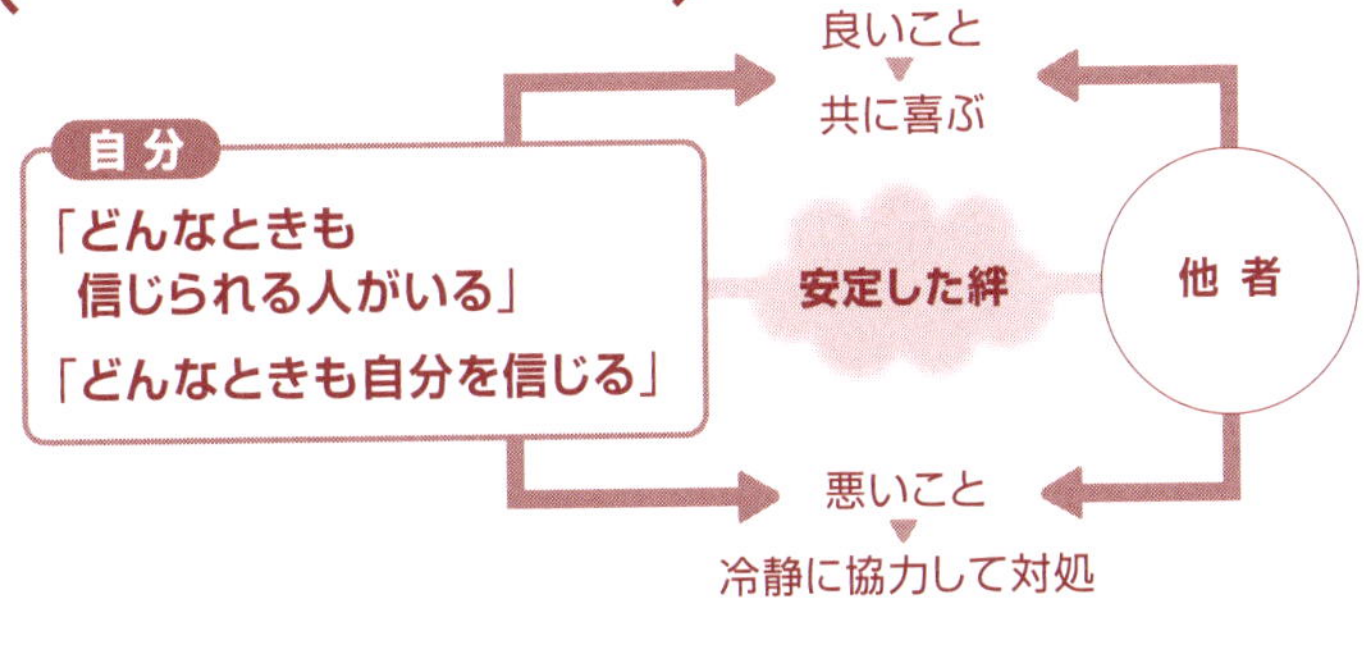
良いこと
▼
共に喜ぶ
自分
「どんなときも
信じられる人がいる」
「どんなときも自分を信じる」
安定した絆
他 者
悪いこと
▼
冷静に協力して対処

安定した信頼が芽生えるにつれて、迷惑をかけたり相手を責めたりしたときも変わらずに支えてくれたことのありがたさがわかるようになる ➡ **感謝の思い**

回復するにつれて、感謝の気持ちが芽生える

小さな子どもを育て直すと考えよう

ＢＰＤは、ある意味、赤ちゃん返りした状態。そうなっているのは、それが必要だからです。今一度育て直しを求めているのです。

境界性パーソナリティ障害を支えていく上で、大切な心構えを最後に述べておきたいと思います。それは、行き詰まりそうになったときに、その苦しさを乗り越え、突破口を開く極意にもつながることです。その心構えとは、その子が赤ん坊に戻ったと思って、もう一度、育て直すつもりで関わるということです。実際、ＢＰＤの状態は、赤ちゃん返りしたような退行状態だとも言えます。全面的な関心と愛情を求める生まれて最初の1年のような深く密着した関わりが必要なのです。ある意味、ＢＰＤの状態になることによって、その人は幼い頃に満たされなかったものを取り戻そうとしているのだとも言えます。人が大きく変化するのは、幼い頃と青年期ですが、青年期に一旦閉じられた心の蓋が開いて、もう一度やり直すことができる状態になるのです。それは、大人になる前に、安定した本来の自分を取り戻す最後のチャンスだとも言えます。赤ん坊を育てることを思えば、さほど苦労でなくなるかもしれません。

本来の自分を取り戻すチャンスと考える

BPDは赤ちゃん返りしたような状態

↓

幼い頃に満たされなかったものを取り戻そうとしている

↓

安定した自分を取り戻す最後のチャンス!

↓

赤ん坊を育て直すつもりで関わろう

BPDは、生まれてから最初の1年間のような、全面的な関心と愛情を求める状態といえる。支える側も深く密着した関わりが必要。行き詰まりそうになったときは、赤ん坊を育てる大変さを考え、苦しさを乗り越えよう

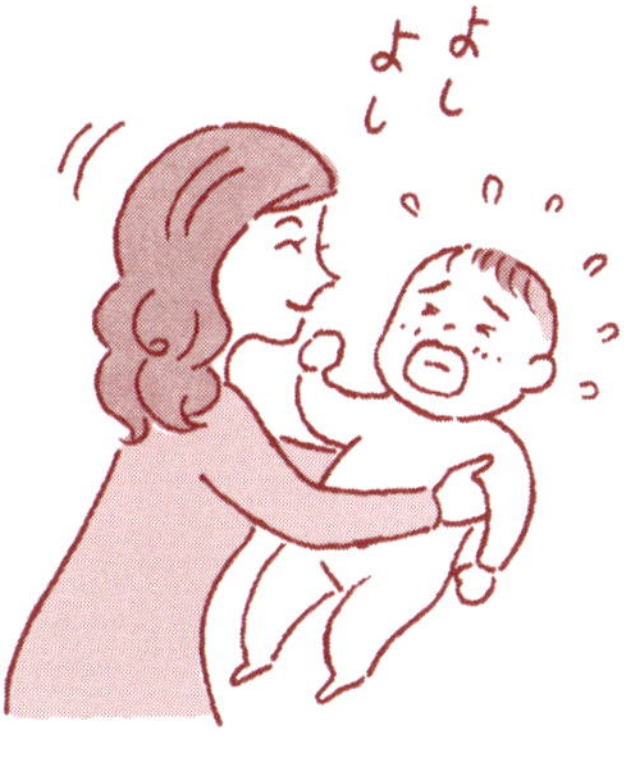

コラム

ショーペンハウエルの哲学と弁証法的行動療法

ドイツの哲学者ショーペンハウエルは、尊敬していた父親を自殺で亡くし、母親との関係も最悪のものでした。彼は、5～6歳の頃から、母親に見捨てられたという思いを抱え、憂鬱状態を味わっていました。彼の哲学は、ある意味、自殺しないためにはどうすればよいかという身に迫った必要から生み出されたものです。幸い彼は自殺することなく人生を全うし、幸福な晩年を過ごしました。

彼の哲学は簡単に言えば、世界は盲目的な「意志」が表象したものにすぎず、善とか悪とか、相反するように見えるものも、われわれにそう見えるだけで、実体は一つのものの別の側面にすぎない。その苦しみから逃れるには、二律背反の原理に惑わされず、むしろその苦しみを自分を高めるチャンスとして利用することである――。

彼がその思想に行きついたのは、インド哲学など東洋思想を学んだことが大きなきっかけでした。興味深いのは、いま境界性パーソナリティ障害の治療法として、その有効性に注目が集まっている弁証法的行動療法（ＤＢＴ）との共通点です。ＤＢＴが重視するのも、二分法的認知からの脱却であり、相反するようにみえるものが、実は同じものであることに気付くことなのです。そして、リネハンが、ＤＢＴを生み出す上でヒントになったのは、実は東洋の禅の考え方でした。

岡田尊司（おかだ・たかし）

1960年、香川県生まれ。精神科医、医学博士。

東京大学哲学科中退。京都大学医学部卒。同大学院医学研究科修了。現在、京都医療少年院勤務、山形大学客員教授。

パーソナリティ障害治療の最前線に立ち、臨床医として若者の心の危機に向かい合う。

著書に『パーソナリティ障害』（PHP新書）、『パーソナリティ障害がわかる本』（法研）、『境界性パーソナリティ障害』『アスペルガー症候群』『うつと気分障害』（以上、幻冬舎新書）、『愛着障害』（光文社新書）、『ササッとわかる「パーソナリティ障害」』（講談社）など多数。

小説家・小笠原慧としても活動し、作品に横溝正史ミステリ大賞を受賞した『DZ』『風の音が聞こえませんか』（ともに角川文庫）、『サバイバー・ミッション』（文春文庫）などがある。

図解 大安心シリーズ

ササッとわかる
「境界性《きょうかいせい》パーソナリティ障害《しょうがい》」

2012年 9 月27日　第 1 刷発行

著者――――岡田尊司《おかだたかし》

発行者――――鈴木 哲
発行所――――株式会社 講談社
〒112-8001　東京都文京区音羽2-12-21
電話　編集部03-5395-3529
販売部03-5395-3625
業務部03-5395-3615

装丁・本文デザイン――――岩瀬 聡
カバー・本文イラスト――――根津あやぽ
本文図版――――アド・クリエーターズ・ホット
印刷所――――大日本印刷株式会社
製本所――――大口製本印刷株式会社

定価はカバーに表示してあります。ISBN978-4-06-284732-2